U0195847

常见病的治疗与调养丛书

心脏病的治疗与调养

上海科学技术文献出版社
Shanghai Scientific and Technological Literature Press

大字本

三分治　七分养

图书在版编目(CIP)数据

心脏病的治疗与调养 / 陈桂英编. —上海：上海科学技术文献出版社,2018

ISBN 978 - 7 - 5439 - 7652 - 8

Ⅰ.①心… Ⅱ.①陈… Ⅲ.①心脏病 - 防治 Ⅳ.①R541

中国版本图书馆 CIP 数据核字(2018)第 125749 号

组稿编辑：张　树
责任编辑：苏密娅

心脏病的治疗与调养

陈桂英　编

*

上海科学技术文献出版社出版发行
(上海市长乐路 746 号　邮政编码 200040)
全 国 新 华 书 店 经 销
四川省南方印务有限公司印刷

*

开本 700 × 1000　1/16　印张 17　字数 340 000
2018 年 7 月第 1 版　2018 年 7 月第 1 次印刷
ISBN 978 - 7 - 5439 - 7652 - 8
定价：45.00 元
http://www.sstlp.com

目　录

心脏病的急救及治疗　31

心
脏
病
的
治
疗
与
调
养

心脏病的治疗与调养

心
脏
病
的
治
疗
与
调
养

心脏肿瘤的了解与治疗　81

心脏病的治疗与调养

各种心脏病患者的保养与保健　95

心
脏
病
的
治
疗
与
调
养

心脏病的治疗与调养

各种心脏病患者的饮食调养　169

心脏病的治疗与调养

心脏病的治疗与调养

认识心脏病

　　心脏是人和所有脊椎动物最重要器官之一，是人体循环系统中的动力，所以人们形象地把它比喻为"泵"。

了解心脏

心脏是一个怎样的器官

心脏是人和所有脊椎动物最重要器官之一，是人体循环系统中的动力，所以人们形象地把它比喻为"泵"。

正常的心脏外形是什么样

人的心脏如本人的拳头大小，形状与桃子相似。近似前后略扁的倒置圆锥体，尖向左下前方，底向右上后方。以其外形可分前面、后面和侧面，左缘、右缘和下缘。近心底处有横的冠状沟，绕心一圈，是心脏外面分隔心房与心室的标志。心脏位于横膈之上，两肺之间而偏左。

成人正常心脏的重量是多少

心脏的重量约为人体总体重的 1/200。一般说来，人的心脏大小和本人的拳头大小相差无几；成年人的心脏重约为 300 克。

正常情况下心脏每分钟跳动多少次

一个成人在静息状态下，心脏每分钟跳动约 70 次，每次泵血 70 毫升，每分钟泵血约为 5 升。儿童的心跳则比较快，9 个月以内的婴儿，正常心率每分钟可达 140 次左右。

心脏在人体中处于什么位置

人的心脏位于人体横膈之上，两肺之间而偏左。左右两侧是肺脏，前方是肋骨和胸骨。其下部尖端称为心尖，指向身体的左下方，大致位于左乳头下方 13 厘米处。

心脏在人体中是否处于直立位

心脏在胸腔中不处于直立位，绝大多数人的心脏都是歪斜着，也有少数人的心脏是横卧着的。

心脏是一种怎样的构造

简单地说，心脏是一个中空的器官，主要由心肌构成，有左心房、左心室、右心房和右心室四个腔。左右心房之间和左右心室之间均由间隔隔开，故互不相通，而心房与心室之间有房室口相通。心房与心室之间有瓣膜，这些瓣膜可使血液只能由心房流入心室，而不能倒流。

人的心脏为什么会跳动

人的心脏是一个不知疲倦的动力泵,只要生命不息,它就跳动不止。那么,心脏为什么会跳动呢?

心脏中的心肌细胞有两种类型:大多数为普通心肌细胞,在受到刺激以后,它们将发生收缩;刺激消失以后则又舒张开来。这样的一次收缩和一次舒张组合起来,便组合成了心脏的一次跳动。另一些细胞为特殊的心肌细胞,它们能够按自身固有的规律,即自律性,不断地产生兴奋并传导给普通心肌细胞,对其进行刺激,使之收缩舒张。

在心脏的右心房接近上腔静脉的入口附近,存在着一个由特殊心肌细胞汇集而成的窦房结。它的强有力的自律性兴奋,通过传导系统的传播,决定着整个心脏的跳动频率,即心率。因此,窦房结是心脏的起搏点。此外,心率还受到迷走神经、交感神经、各级心血管中枢以及诸多体液因素的调节。

心脏在人生什么时期就开始跳动了

当人处在在胚胎期,在母体中孕育第 7～8 周时,心脏就开始跳动,直到生命终结。

心脏血液循环过程是怎样的

血液从心脏被射入到动脉而再分布到身体各部位和器官,再通过静脉流回到心脏。

若心脏失去泵血能力人体将会怎么样

血液的流动直接取决于心脏的泵血能力，它可使循环系统内保持足够的压力。如果心脏失去泵血功能，那么动脉血压会迅速下降，使全身各器官供血不足，从而发生功能障碍，直至危及生命。如脑内血液循环停止 3～10 秒，人就会丧失意识；血液循环停止 5～7 分钟，大脑皮质就会出现不可逆转的损伤。

心脏在人体内的作用是什么

心脏在人体中的作用是推动血液流动，向器官、组织提供充足的血流量，以供应氧和各种营养物质，并带走最终的代谢产物，如二氧化碳、尿素、尿酸等，使细胞维持正常的生理功能。体内各种内分泌激素和其他一些体液，也要通过血液循环运送到靶细胞，实现机体的体液调节，维持机体内环境的相对恒定。此外，血液防卫功能的形成，以及体温相对恒定的调节，也都要依赖血液在血管内的不断循环流动。由于心脏在人体中的作用，人们通常把心脏比喻为"泵"，人体内的血液循环正是在心脏"泵"的作用下而实现的。

心脏的"工作原理"是怎样的

心脏是由左心房（LA）、左心室（LV）和右心房（RA）、右心室（RV）组成的。右心房与右心室之间有右房室瓣（三尖瓣）；左心房和左心室之间有左房室瓣（二尖瓣）。右房室瓣

（三尖瓣）和左房室瓣（二尖瓣）就像两个单向阀门，它们可以保证在心室收缩时血液不会反流到心房中去。左、右心房位于左、右心室的上方，分别接收来自肺脏与全身各组织和器官的血液；左、右心室则分别将血液输送到全身组织器官和肺脏。隔开左、右心房的组织，称为心房中隔；隔开左、右心室的组织，称为心室中隔。健康的心脏，心房中隔和心室中隔都是完全封闭的。如果隔上有孔洞，就表明患上了先天性心脏病，必须采取手术方式将孔洞修补起来，才能恢复正常的心脏功能。此外，隔开心房和心室的组织叫做房室隔。房室隔与心房中隔、心室中隔的构造完全不同。房室隔并不是完全封闭的，它像"门"一样，可开可关，以便控制血液的流动。左心房和左心室之间的房室隔是由两枚瓣膜形成的，称为左房室瓣（二尖瓣），也叫僧帽瓣。右心房和右心室之间的房室隔是由三片小瓣膜组成的，称为右房室瓣（三尖瓣）。健康的心脏中，这两个瓣膜会随着心脏的需要作适度的开关。如果这两个瓣膜染上疾病的话，心脏的功能就会大打折扣。

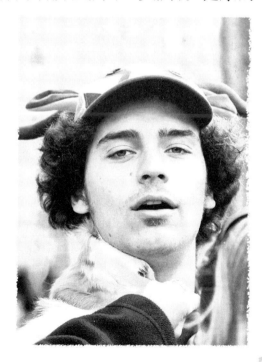

　　心脏周围还有许多大血管，起着运输血液的作用。上腔静脉和下腔静脉收集全身的血液注入右心室。肺动脉连接右心室，将来自右心室的血液输送到肺脏。肺静脉将来自肺脏的血液导入左心房。主动脉则将左心室的血液输送到全身。左心室和主动脉交接的地方有三片半月形的瓣膜，称为主动脉瓣。右心室和肺动脉交接的地方也有类似的瓣膜，称为肺动脉瓣。这些瓣膜的功用和左房室瓣（僧帽瓣）及右房室瓣（三尖瓣）的功用相同，都可以防止血液逆流。

此外，心脏里还有一套不易辨认的系统，就是心脏的传导系统。传导系统是由位于大静脉和右心房交接处附近的窦房结、右心房和右心室之间的房室结以及分布在心室内的房室束及蒲肯野纤维共同组成的。正常的心跳就是从窦房结发起，经由房室结、房室束、蒲肯野纤维传到整个心脏的。因此，这个系统的任何部分发生异常，都会造成心脏疾病。

心脏不断地收缩，不断地将血液送给全身的组织和器官，以满足人体的需要。但心脏本身也是一个器官，因此也需要血管输送血液以满足它的需求。人体中，供给心脏营养的血管在心脏的表面形成类似皇冠的模样，因此人们习惯上就称其为冠状动脉。

了解心脏病

什么是心脏病及心脏病有哪几种

心脏病是心脏疾病的总称，主要是风湿性心脏病、先天性心脏病、高血压性心脏病、冠心病和心肌炎等各种心脏病。

心脏病分哪两大类型

心脏病就病理而言，主要分先天性心脏病和后天性心脏病。而先天性心脏病和后天性心脏病又分别分为若干类型。

先天性心脏病有哪些

先天性心脏病由于发生的部位和程度不同而分为不同类型，医学上分为非发绀型心脏病和发绀型心脏病。其中非发绀型心脏病又分以下几种类型，即动脉导管未闭、心室间隔缺损、肺动脉狭窄和主动脉狭窄等。发绀型心脏病主要是发生于儿童身上的法洛四联症。

动脉导管未闭发生原因和症状是什么

在胎儿时，动脉导管是主动脉与肺动脉的联络管道，因为胎儿没有呼吸，胎盘的血流到右心房、右心室后到肺动脉，但不能进入肺，所以靠动脉导管将血液直接输送给主动脉，然后由主动脉供给全身。

在正常情况下，婴儿出生后不久，由于肺呼吸开始，肺循环建立，该导管失去了原有的作用，而开始闭锁，但如果没有闭锁，就称为动脉导管未闭。此时主动脉的压力高，血流方向与胎儿时期相反，主动脉的部分血液逆流入肺动脉。如肺动脉的血压升高，并超过主动脉的压力，则出现发绀，特点是发绀仅出现在下半身。

心室间隔缺损发生原因和症状是什么

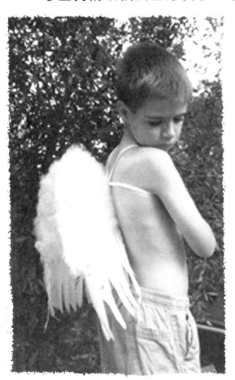

心室间隔缺损是指左右心室的间隔存在小的孔。所以当心脏收缩时，血液就从压力高的左心室逆流入压力低的右心室。如缺损较大，就会由于右心室长期负荷增大，在中年前后出现心力衰竭（心衰），严重者可导致主动脉瓣关闭不全或合并为亚急性细菌性心内膜炎，引起肺动脉高压，故可出现发绀，到此时病情危重，已不能进行手术。

什么是肺动脉狭窄,其症状是怎样的

肺动脉狭窄是指肺动脉瓣口或肺动脉干以及右心室流出道的狭窄。这会使右心室的血流不能充分地流入肺动脉内。该病早期没有太多的自觉症状,多数患者是在听诊和心电图检查时才发现此异常的。

什么是主动脉狭窄,其症状是怎样的

主动脉狭窄是指主动脉干的某一个部分狭窄,造成狭窄以下的组织器官供血不足,导致这些区域肢体发育迟缓,并出现高血压。这种疾病必须通过手术才能治疗。

什么是法洛四联症,其症状是怎样的

法洛四联症属发绀型先天心脏病,罹患此病的幼儿出生后不久就会出现颜面绯红、四肢末端发绀,哭闹时更为明显。手指、足趾端呈鼓锤样,发育迟缓,少许患儿步行后因呼吸困难以及脑缺血而导致蹲坐,甚至出现昏厥。

法洛四联症的病因比较复杂。首先表现为肺动脉狭窄,可以是肺动脉干狭小或瓣口及右心室流出道狭窄。大动脉的位置与正常的不同,开口位于左右心室,称为主动脉骑跨,心室间隔有较大的缺损。由于血液不能充分地通过肺动脉进入肺进行氧合,所以大部分含氧少、含二氧化碳多的静脉血经室缺口进入主动脉,然后流遍全身,因此造成全身组织器官缺氧。

后天性心脏病有哪些

后天性心脏病是指人出生后罹患的心脏病，根据症状主要分为以下几类，即冠状动脉粥样硬化性心脏病、风湿性心脏病、肺源性心脏病、心肌炎、心绞痛、心力衰竭和心肌梗死等。

什么是冠状动脉粥样硬化性心脏病

冠状动脉粥样硬化性心脏病简称冠心病，是指供给心脏营养物质的血管——冠状动脉发生严重粥样硬化或痉挛，使冠状动脉狭窄或阻塞，以及血栓形成造成管腔闭塞，导致心肌缺血、缺氧或梗死的一种心脏病。冠心病是动脉粥样硬化导致器官病变的最常见类型，也是危害中老年人健康的常见病。

什么是风湿性心脏病

风湿性心瓣膜病，亦称风湿性心脏病，简称风心病，是风湿热引起的慢性心瓣膜病变。风湿热与溶血性链球菌感染有关，是机体对溶血性链球菌产生的一种变态反应和自身免疫反应。风湿性心脏病是风湿病症状之一。

什么是肺源性心脏病

肺源性心脏病简称肺心病，是由于胸、肺及支气管病变而继发的肺动脉高压，最后导致以右心室肥大为特点的一种心脏病。大多数肺心病是从慢性气管炎并发肺气肿发展而来，少部分与支气管哮喘、肺结核、支气管扩张有关。但肺源性心脏病不是季节性发作，而是常年存在，尤其多于冬春季节并发呼吸道感染而导致呼吸衰竭和心力衰竭，病死率较高。

什么是心肌炎

心肌炎泛指心肌中部分或广泛的急性或慢性炎症。常见的病因除风湿热之外，还有各种微生物：可以是微生物直接侵犯，也可以是其毒素损害心肌。近年来特别是病毒感染引起的心肌炎有逐渐增多的趋势。

什么是心绞痛

心绞痛是由冠状动脉供血不足，心肌急剧且短暂的缺血缺氧引起的，以阵发性胸前区压榨闷痛不适为主要表现的临床综合征。该病以 40 岁以上男性为多见，发病原因多为冠状动脉粥样硬化，亦可见于主动脉瓣狭窄或关闭不全、梅毒性主动脉炎和肥厚性心脏病等。

什么是心力衰竭

心力衰竭是指心脏不能泵出充分的血以满足身体的需要而引起的症状和体征。许多心脏病，如风湿性心脏病、高血压心脏病、心肌病和先天性心脏病等都可引起心力衰竭。心脏以外的疾病，如甲状腺功能亢进、贫血等亦可引起心力衰竭。

什么是心肌梗死

心肌梗死是指冠状动脉闭塞，血流中断，使部分心肌严重持久性缺血而发生局部坏死。病因主要是冠状动脉粥样硬化并发血管腔内血栓形成、出血或动脉持续性痉挛，使管腔完全闭塞，血流中断。临床表现为较久的剧烈胸骨后疼痛、心肌酶活力增高以及进行性心电图变化。

心脏病早期有哪些征兆

心脏病患者是一个特殊的群体，他们症状表现有很多。有些是其他疾病也会出现的，有些则是心脏病特有的。有些症状可能在心脏病早期就已出现，有一些则在患者病入膏肓时才显现。因此，对于这些症状，心脏病患者和健康人都要有所了解，以做到有病治病、无病预防。

（1）呼吸困难。心脏病所造成的呼吸困难或气喘常在运动之后发生，有些较严重的患者可能在夜间出现此种症状。生理学家认为，这种心脏病气喘发作可能是白天潴留在下肢的液体，在夜间因为患者平躺而流到肺部，从而压迫肺部的缘故。一旦出现此种症状，可采用半坐半躺或端坐的姿势减轻症状。

（2）咳嗽与咳血。心脏病所造成的咳嗽，起初都是无痰的干咳。渐渐地到了后来，会有痰出现，严重的还会带有血丝，称为咯血。但并不只有心脏病才会咳血，其他疾病例如高血压也会出现此种症状。因此，针对咳血，最重要的是查出病因，对症治疗。

（3）胸前疼痛。造成胸前疼痛的原因是冠状动脉性心脏病，即冠状动脉发生阻塞或硬化，以致无法输送足够的血液到心肌，造成心肌缺血缺氧和疼痛。这种疼痛在医学上称为

"心绞痛"。

（4）心悸。心悸是心脏搏动的不适感觉，由心动过速、心律失常或高动力性循环所引起。出现心悸的原因有很多，患有心脏病、吸烟喝酒、误服药物等都可能引起心悸。因此，如果发现自己出现心悸症状，最好是去看医生，找出原因，对症治疗。

（5）疲倦无力。疲倦无力在晚上或运动后最为明显，在早晨则不会感觉出来，这是与精神抑郁所造成的疲倦相区别的地方。在心脏疾病中，先天性心脏病和左房室瓣（二尖瓣）狭窄所造成的倦怠感是最严重而且最为显著的了。因此，如果心脏病患者感觉倦怠加重，必须格外留意。

引起心脏病的因素有哪些

许多人只是在得了心脏病之后，才去探究自己为什么会得心脏病，此时为时已晚。因此，适当了解一些心脏病的致病原因，对有效地预防、治疗心脏病有重要意义。诱发心脏病通常有以下因素：

（1）遗传因素。冠心病的发病与遗传因素有一定的关系。双亲中有一人患冠心病，其子女患冠心病的概率高出双亲正常者2倍；如果双亲都患有冠心病，其子女

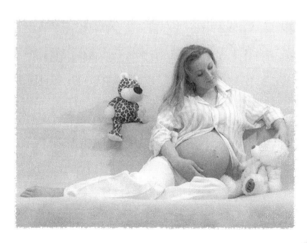

的发病率比正常人高出 5 倍；有冠心病家族史者，其发病率比正常人高 2 ~ 4 倍。冠心病属于多基因遗传病，这是由遗传因素和出生后的环境因素共同决定的。

（2）精神因素。对于这个因素，有两种截然不同的观点。一种观点认为：冠心病与性格、精神因素的关系不大；另一种意见则认为：性格易紧张及遇事易兴奋者，其冠心病的发病率比遇事不慌不忙者要高出 6 倍。调查表明，从事脑力劳动、长期精神紧张、工作紧迫者易得此病。

（3）环境因素。受寒是引发冠心病、心绞痛和心肌梗死的一个常见诱因。寒冷诱发冠心病的原因如下：

① 寒冷可直接刺激体表小血管，引起血管收缩，增加了心脏的负担。

② 寒冷可引起冠状动脉痉挛。痉挛状态下的冠状动脉，无法给心肌提供足够的血液。

③ 受寒冷刺激的血管发生收缩、痉挛，可使血液周围阻力增加，血压上升，增加心肌耗氧量。

（4）年龄因素。在我国，冠心病患者以 40 岁以上的为多。中医学认为"人年四十而阴气自半，起居衰矣"，也就是说，人的一生大致以 40 岁为分界线，40 岁以后，人体机能就开始明显下降了，因此，中年以后冠心病多发。

（5）病理因素。追溯心脏病的发病史，很多患者并不是一开始就患了心脏病，而是先有了其他疾病，如高血压、高血脂、脂肪量摄入过多等，才导致了心脏病。

引起心脏骤停有哪些原因

（1）心脏疾病。冠心病是引起心脏骤停的主要原因，也可见于先天性心脏病、心肌病、心肌炎、心律失常和风湿性心脏病等。

（2）药物中毒或过敏。常见于青霉素及某些血清制剂等引起的变态反应。

（3）意外事故。如电击、雷击、溺水和创伤等。

（4）电解质紊乱。某些疾病引起的严重低钾血症、高钾血症和酸中毒等。

各种后天性心脏病的分类和主要症状

冠心病的类型和症状是什么

冠心病分哪些类型

（1）隐匿型冠心病。存在冠心病诱发因素，如高血压、超体重、糖尿病等，虽无明显症状，但静息或负荷试验有心电图ST段压低、T波倒置等心肌缺血的表现。

（2）心绞痛型冠心病。典型发作表现为突然发生胸骨上、中段压榨性、闭胀性或窒息性疼痛，可放射至心前区、左肩及左上肢，历时1～5分钟，休息或含服硝酸甘油片，1～2分钟内症状即可消失。体力劳动、受寒、饮食、精神刺激等是常见的诱因。

（3）心肌梗死型冠心病。疼痛性质和部位类似心绞痛，但疼痛的程度更重、范围较广、持续时间也较长，休息或含服硝酸甘油片不能缓解。常伴有烦躁不安、面色苍白、出冷汗、恐惧等症状。

（4）心力衰竭型冠心病。有心绞痛、心肌梗死病史，心脏逐渐增大，心律失常，最终导致心力衰竭。

（5）猝死型冠心病。突然发病，心脏骤停而突然死亡。患者要注意劳逸结合，必须保持适当的体育锻炼和体力劳动；节制饮食，肥胖者适当减少体重，尽可能少食动物脂肪和高胆固醇类食物；忌吸烟和饮用浓茶，不过多地饮酒；血脂高者要适当治疗，以降低血脂；积极防治高血压及早期动脉硬化。

冠心病患者有哪些症状

（1）没有症状。这种类型的患者没有什么临床症状，只是在做心电图检查时，发现有异常的改变，因此又称为"隐性冠心病"。有些老年人平时看起来很健康，可偶尔一次因为过度劳累或强烈的精神刺激，便突然发病倒地而突然死亡，医学上叫做"猝死症"。医学统计资料表明，各种心脏病是造成老年人猝死的常见病因，而其中隐性冠心病在心脏病猝死的病因中占据首位。

（2）心绞痛。主要是由于劳累、激动引发心肌暂时缺血，引起心前部或胸骨后剧烈疼痛，感觉呼吸困难、胸口憋闷。主要是冠状动脉狭窄明显，侧支循环差，当心肌耗氧量大于其所能得到的血液供给时，临床上可引起心绞痛的症状。

（3）心肌梗死。由于冠状动脉粥样斑块破溃、出血、水肿、血栓形成，或冠状动脉持久痉挛，造成冠状动脉完全堵塞，致使冠状动脉血流中断，心肌长时间严重缺血，导致心肌坏死，从而引起了剧烈的心绞痛症状，以及心电图检查和实验室检查结果的改变，形成具有一定特征的临床综合征。

（4）心肌缺血。某些冠心病患者有时心肌缺血却无心绞痛等症状，可能是因为缺血时间短、程度轻、范围小，也可能与体内的痛觉感受系统、痛觉传导神经系统异常有关。而多支冠状动脉病变，往往由于心肌长期的慢性缺血、缺氧，导致心肌弥漫性纤维化、心肌萎缩、心脏扩大，终致发生慢性心力衰竭或心律失常。

（5）猝死。发病6小时内死亡定为猝死，病因90%以上是冠心病。冠心病猝死的主要原因是心室颤动，少数为心脏停搏、心源性休克、急性左心衰竭或心脏破裂。

风湿性心脏病的类型和症状是什么

风湿性心脏病分哪些类型

（1）左房室瓣（二尖瓣）狭窄。心功能代偿期多无明显症状，体力活动也不受限制，失代偿时发作表现为心悸气促，易出现心律失常、阵发性呼吸困难、咳嗽、吐泡沫样痰，或见咯血、胸痛、吞咽困难，偶有声音嘶哑、口唇深红、两颧紫红色症状。

（2）主动脉瓣狭窄。轻者无症状，重者疲乏无力、呼吸困难。可产生心绞痛和心律失常，甚至猝死；有时可发生眩晕、晕动，晚期可出现呼吸困难、咳嗽、咯血等左心功能不全症状。主动脉瓣关闭不全。早期无症状，或仅有面色苍白、心悸，劳累时气促，心前区不适感和头部动脉搏动感；晚期可出现呼吸困难、咳嗽、咯血，少数患者有心绞痛。

（3）左房室瓣（二尖瓣）关闭不全。轻者无症状，病情加重时呼吸困难、乏力、心悸，或见咯血、胸痛。以上3种病症类型既可单独存在，也可能联合出现，如左房室瓣（二尖瓣）狭窄合并主动脉瓣关闭不全等。

风湿性心脏病患者有哪些症状

风湿性心脏病简称"风心病",其症状有以下特征:

医生检查时,可发现心音减弱,或出现胎心音或钟摆声,严重者可出现舒张期奔马律。在心尖区可听到收缩期杂音或轻微舒张杂音,当左房室瓣(二尖瓣)炎症消退后,上述心脏杂音可消失。心脏扩大,心尖搏动弥散,心浊音界扩大。

急性心肌炎时,可出现发热、胸闷、心悸、气急、心动过速等症状,心率可达每分钟 100～140 次,与体温升高不成比例(一般体温每升高 1℃,每分钟心率增加 10 次左右)。退热后或睡眠时,心跳仍较快,且脉搏细速。

急性心包炎时,可出现剧烈胸痛,不能平卧。医生检查时,可在心前区听到心包摩擦音。

肺源性心脏病的类型和症状是什么

肺源性心脏病分哪些类型

主要分为两大类型,即急性肺源性心脏病和慢性肺源性心脏病:

(1)急性肺源性心脏病。它是由于来自静脉系统或右心室的栓子进入肺循环,造成肺动脉主干或其分支的广泛栓塞,同时并发广泛肺细小动脉痉挛,使肺循环受阻,肺动脉压急剧升高而引起右心室扩张和右心衰竭的心脏病。

(2)慢性肺源性心脏病。它是由于肺、胸廓或肺动脉血管慢性病变所致的肺循环阻力增加、肺动脉高压、进而使右心室肥厚、扩大,甚至发生右心衰竭的心脏病。

肺源性心脏病患者有哪些症状

(1)功能代偿期。患者都有慢性咳嗽、咳痰或哮喘病史,逐步出现乏力、呼吸困难。体检时有明显肺气肿表现,包括桶状胸、肺部叩诊呈过度清音、肝浊音上界下降、心浊音界缩小甚至消失。听诊呼吸音低,可闻及干湿性啰音,心音轻,有时只能在剑突下处听到。肺动脉区第二心音亢进,上腹部剑突下有明显心脏搏动,是病变累及心脏的主要表现。颈静脉可有轻度怒张,但静脉压并不明显增高。

(2)功能失代偿期。肺组织损害严重引起缺氧,二氧化碳潴留,可导致呼吸衰竭和(或)心力衰竭。

① 呼吸衰竭。缺氧早期主要表现为发绀、心悸和胸闷等,病变进一步发展时发生低氧血症和高碳酸血症,可出现各种精神神经障碍症状,称为肺性脑病,表现为头痛、头胀、烦躁不安、语言障碍,并有幻觉、精神错乱、抽搐或震颤等。动脉血氧分压低于 3.3 千帕(25 毫米汞柱)时,动脉血二氧化碳分压超过 9.3 千帕(70 毫米汞柱)时,中枢神经系统症状更明显,出现神志淡漠、嗜睡,进而昏迷以至死亡。

② 心力衰竭。多发生于急性呼吸道感染后,因此常伴有呼吸衰竭,患者出现气喘、心悸、少尿、发绀加重、上腹胀痛、食欲不振、恶心甚至呕吐等右心衰竭症状。体检显示颈静脉怒张、心率增快、心前区可闻及奔马律或有相对性右房室瓣(三尖瓣)关闭不全引起的收缩期杂音(可随病情好转而消失)。可出现各种心律失常,特别是房性心律失常,肝肿大伴

压痛,肝—颈静脉回流征阳性,水肿和腹水,病情严重者可发生休克。

（3）实验室检查。

① 血象：红细胞及血红蛋白增高,伴有感染时白细胞总数和中性粒细胞升高。

② 血气分析：动脉血氧饱和度下降,二氧化碳分压增高。

③ X 线检查：主要有原发胸肺疾患、肺动脉高压和右心室肥大的表现。

④ 心脏超声波检查：示右心室肥大、肺动脉增宽。

心肌炎的类型和症状是什么

心肌炎分哪些类型

（1）感染性疾病病程中发生的心肌炎：病毒性心肌炎是当前最常见的心肌炎；细菌性感染及真菌、原虫、螺旋体、梅毒感染都可引起心肌炎。

（2）过敏或变态反应所致的心肌炎。

（3）化学、物理因素或药物如乙醇（酒精）等所致的心肌炎。

心肌炎患者有哪些症状

（1）心脏受累的症状可表现为胸闷、心前区隐痛、心悸和气促等。

（2）有一些病毒性心肌炎是以一种与心脏有关或无关的突出症状为主要或首发症状的：

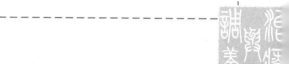

① 以心律失常为主诉和首发症状。

② 少数以突然剧烈的胸痛为主，而全身症状很轻。此类情况多见于病毒性心肌炎累及心包或胸膜者。

③ 少数以急性或严重心功能不全症状为主。

④ 极少数以身痛、发热、少尿、昏厥等全身症状严重为主，心脏症状不明显。

心绞痛的类型和症状是什么

心绞痛分哪些类型

参照世界卫生组织（WHO）的《缺血性心脏病的命名及诊断标准》的意见，可作如下归类：

（1）自发性心绞痛。特点为疼痛发生与心肌耗氧量的增加无明显关系，疼痛程度较重，时限较长，不易为含用硝酸甘油片所缓解，包括以下 4 种类型：

① 变异型心绞痛。变异型心绞痛的发作与心肌耗氧量的增加无关，主要是由冠状动脉暂时性痉挛和收缩造成一过性心肌缺血所致。

② 卧位型心绞痛。是指安静平卧位时发生的心绞痛，发作时须立即坐起或站立方可缓解。多发生于夜间熟睡时，亦可发于午休或白天平卧时。

③ 中间综合征，亦称冠状动脉功能不全。疼痛在休息或睡眠时发生，历时较长，可达 30 分钟或 1 小时以上，但无心肌梗死的客观证据，常为心肌梗死的前奏。

④ 梗死后心绞痛。它是急性心肌梗死发生后 1 个月内

又出现的心绞痛。由于供血的冠状动脉阻塞,发生心肌梗死,但心肌尚未完全坏死,一部分未坏死的心肌处于严重缺血状态下又发生疼痛,随时有再发生梗死的可能。

（2）劳累性心绞痛。特点是疼痛由体力劳累、情绪激动或其他足以增加心肌需氧量的情况所诱发,休息或舌下含服硝酸甘油片后迅速缓解。包括以下 3 种类型：

① 稳定型心绞痛。它是临床上最常见的一种类型,指劳累性心绞痛发作的性质在 1～3 个月内并无改变,即每日和每周疼痛发作次数大致相同,诱发疼痛的劳累和情绪激动程度相同,每次发作疼痛的部位和性质无改变,疼痛持续时间相仿（3～5 分钟）,经休息或含化硝酸甘油片后,也在相同的时间内发生疗效。

② 初发型心绞痛。过去未发生过心绞痛或心肌梗死,初次发生劳累性 心绞痛病程在 1 个月内;或者有过稳定型心绞痛的患者已数月未发,再次发生时间未到 1 个月,也可列入本型。

③ 恶化型心绞痛。原为稳定型心绞痛的患者,在 3 个月内疼痛的频率、程度、时间、诱发因素经常变动,出现进行性恶化,硝酸甘油片用量明显增加。发作时常出现心电图 ST 段明显压低,发作缓解后有时可见 T 波倒置,但无血清酶的升高。

（3）混合型心绞痛。特点是患者既在心肌需氧量增加时发生心绞痛,亦在心肌需氧量无明显增加而冠状动脉供血减少时发生心绞痛。

心绞痛患者有哪些症状

（1）典型心绞痛发作。它是突然发生的位于胸骨体上段或中段之后的压榨性、闷涨性或窒息性疼痛，亦可能波及大部分心前区，可放射至左肩、左上肢前内侧、无名指和小指，偶可伴有濒死的恐惧感觉，往往迫使患者立即停止活动，重者伴随出汗症状。疼痛历时1~5分钟，很少超过15分钟；休息或含服硝酸甘油片，在1~2分钟内（很少超过5分钟）疼痛消失。常在身体劳累、情绪激动（发怒、焦急、过度兴奋）、受寒、饱食、吸烟时发生，贫血、心动过速或休克亦可诱发。

（2）不典型的心绞痛。疼痛可位于胸骨下段、左心前区或上腹部，放射至颈、下颌、左肩胛部或右前胸，疼痛可很快消除或仅有左前胸不适，有发闷感。

心力衰竭的类型和症状是什么

心力衰竭分哪些类型

1. 根据心脏的受损部位分类

（1）左心衰竭。主要是左心室搏出功能障碍，多见于冠状动脉粥样硬化性心脏病（冠心病）、高血压病、主动脉瓣狭窄或关闭不全、左房室瓣（二尖瓣）关闭不全等。

（2）右心衰竭。主要是右心室搏出功能障碍，见于肺心病、右房室瓣（三尖瓣）或肺动脉瓣的疾病，并常继发于左心衰竭。

（3）全心衰竭。左、右心都发生衰竭称为全心衰竭，常见于以下几种情况：

持久的左心衰竭可使右心负荷长期加重而导致右心衰竭。心肌炎、心肌病等病变如发生于全心,亦可引起全心衰竭。

2.根据发病的速度分类

(1)急性心力衰竭。发病急骤,心输出量急剧减少,机体来不及充分发挥代偿作用。常伴有心源性休克。

(2)慢性心力衰竭。患者长期处于一种持续的心力衰竭状态,并伴有静脉瘀血和水肿。

3.根据心力衰竭时心输出量的高低分类

(1)低输出量性心力衰竭。常见于冠心病、高血压病、心肌病、心脏瓣膜病等。此种患者在基础状态下心输出量低于正常。

(2)高输出量性心力衰竭。继发于代谢增高或心脏后负荷降低的疾病,如甲状腺功能亢进症、贫血、维生素 B_1 缺乏病(脚气病)和动静脉瘘等。

心力衰竭患者有哪些症状

心力衰竭的临床表现与哪侧心室或心房受累有密切关系。左心衰竭的临床特点主要是由于左心房和(或)右心室衰竭引起肺瘀血、肺水肿;而右心衰竭的临床特点是由于右心房和(或)右心室衰竭引起体循环静脉瘀血和水、钠潴留。在发生左心衰竭后,右心也常相继发生功能损害,最终导致全心衰竭。而出现右心衰竭时,左心衰竭症状可有所减轻。

1.左心室衰竭

(1)呼吸困难,它是左心衰竭的最早和最常见的症状。主要由急性或慢性肺瘀血和肺活量减低所引起。

轻者仅于较重的体力劳动时发生呼吸困难,休息后很快消失,故称为劳力性呼吸困难。这是劳动促使回心血量增加,在右心功能正常时,更促使肺瘀血加重的缘故。随着病情的发展,轻度体力活动即感呼吸困难,严重者休息时也感觉呼吸困难,以致被迫采取半卧位或坐位,称为端坐呼吸(迫坐呼吸)。因坐位可使血液受重力影响,多积聚在低垂部位如下肢与腹部,回心血量较平卧时减少,肺瘀血减轻;同时坐位时横膈下降,肺活量增加,使呼吸困难减轻。

(2)阵发性夜间呼吸困难。它是左心衰竭的一种表现。患者常在熟睡中憋醒,有窒息感,被迫坐起,咳嗽频繁,出现严重的呼吸困难。轻者坐起后数分钟,症状即告消失;重者发作时可出现发绀、冷汗,肺部可闻及哮鸣音,称为心脏性哮喘。严重者可发展成肺水肿,咳大量泡沫状血痰,两肺满布湿性啰音,血压可下降,甚至休克。

(3)咳嗽和咯血,它是左心衰竭的常见症状。由肺泡和支气管黏膜瘀血所引起,多与呼吸困难并存,咯血色泡沫样或血样痰。

(4)其他。可有疲乏无力、失眠、心悸等症状。严重脑缺氧时可出现陈氏呼吸、嗜睡、眩晕、意识丧失、抽搐等。

2. 右心室衰竭

(1)上腹部胀满,是右心衰竭较早的症状,常伴有食欲不振、恶心、呕吐及上腹部胀痛等症,此多由肝、脾及胃肠道充血所引起。肝脏充血、肿大并有压痛,急性右心衰竭、肝脏急性瘀血肿大者,上腹胀痛急剧,可被误诊为急腹症。长期慢性肝瘀血缺氧,可引起肝细胞变性、坏死,最终发展为心源性肝硬化,肝功能呈现不正常或出现黄疸。若有右房室瓣(三尖瓣)关闭不全并存,触诊肝脏可感到有扩张性搏动。

（2）颈静脉怒张。它是右心衰竭的一个较明显的征象。其出现常比皮下水肿或肝肿大早，同时可见舌下、手臂等浅表静脉异常充盈。压迫充血肿大的肝脏时，颈静脉怒张更加明显，此征称为肝—颈静脉回流征阳性。

（3）水肿。右心衰竭早期，由于体内先有钠水潴留，故在水肿出现前先有体重的增加，体液潴留达5千克以上时才出现水肿。

心衰性水肿多先见于下肢，卧床患者腰、背及骶部等低垂部位症状明显，呈凹陷性水肿。重症者可波及全身，下肢水肿多于傍晚出现或加重，休息一夜后可减轻或消失。常伴有夜间尿量的增加，这是因为夜间休息时的回心血量较白天活动时少，心脏尚能泵出静脉回流的血量，心室收缩末期残留血量明显减少，静脉和毛细血管压力的增高均有所减轻，因而水肿减轻或消退。少数患者可有胸腔积液和腹水。胸腔积液可同时见于左、右两侧胸腔，但以右侧较多，原因不甚明了。由于壁层胸膜静脉回流至腔静脉，脏层胸膜静脉回流至肺静脉，因而胸腔积液多见于全心衰竭者。腹水则大多发生于晚期，多由心源性肝硬化所引起。

（4）发绀。右心衰竭者多有不同程度的发绀，最早见于指端、口唇和耳郭，较左心衰竭者明显。

其原因除血液中血红蛋白在肺部氧合不全外，常与因血流缓慢，组织从毛细血管中摄取较多的氧而使血液中还原血红蛋白增加有关（周围型发绀）。严重贫血者发绀可能不明显。

（5）神经系统症状。可有神经过敏、失眠、嗜睡等症状。重者可发生精神错乱，这可能由脑瘀血、缺氧或电解质紊乱等原因引起。

3. 全心衰竭。可同时存在左、右心衰竭的临床表现,也可以是左心或右心衰竭的临床表现为主。

心肌梗死的类型和症状是什么

心肌梗死通常分哪些类型

按照心肌梗死发生机制的不同,可将其分为以下几类:

(1)自发性心肌梗死。与由于原发的冠状动脉事件如斑块破裂而引起的心肌缺血相关。

(2)继发性心肌梗死。心肌梗死是继发于心肌供氧和耗氧不平衡所导致的心肌缺血,如冠状动脉痉挛、贫血、冠状动脉栓塞、心律失常或低血压。

(3)心脏性猝死。有心肌缺血的症状和新出现的 ST 段抬高或新的左束支传导阻滞(LBBB),在未及采集血样之前就死亡。

心肌梗死患者有哪些症状

急性心肌梗死最常见、最突出的症状是胸痛。胸痛的性质和部位与以往的心绞痛相似(也有过去没有心绞痛病史的),但程度要严重得多,持续时间也更长,甚至达到数小时至数天。疼痛往往难以忍受,以至冷汗津津、烦躁不安。舌下含服硝酸甘油片往往无效,需要注射麻醉性镇痛剂如吗啡、哌替啶(杜冷丁)等才能使疼痛减轻。除疼痛外,约 1/3 的患者有恶心、呕吐、腹胀等消化系统症状,还有的患者有头痛、心慌、出汗、无力、呼吸困难、面色苍白,甚至晕厥。当出现严重并发症时,则出现相应的临床症状,如急性肺气肿。

心脏病的
急救及治疗

如果出现了心脏骤停，此时去请医生已经来不及了，往往会在几分钟之内夺去患者的性命。因此，护理人员或家属应当掌握一些急救知识，这对自己和他人都有好处。

心脏病的各种急救措施

对突发性心脏病患者如何抢救

如发现有人胸前发生压迫样疼痛并可能放射到双臂颈及下颌，心跳不规则，呼吸困难，焦虑恐惧，眩晕，恶心呕吐，大汗，口、唇、甲苍白或发绀，皮肤苍白青紫及意识丧失等，就可初步确认是心脏病发作，此时应立即拨打急救电话，同时采取急救措施。具体步骤是：

（1）检查呼吸道。如果患者没有呼吸及脉搏，应开始心肺复苏。

（2）保持患者镇静、舒适、解开颈、胸、腰部比较紧的衣服。如果患者神志丧失，应把他摆成恢复性体位（支撑患者的头部并使其处于腹卧位，将靠近你这一侧的上臂及膝关节屈曲，轻轻地将患者头部后仰以保证呼吸道的通畅）。

（3）保持患者温暖，必要时可用毛毯或衣物盖住其身体。用凉的湿毛巾敷在其前额上。注意：不要摇晃患者或用冰水泼患者以试图弄醒他。不要让他进食及喝水。

（4）持续监测其呼吸及脉搏，必要时开始心肺复苏。

当心脏骤停时应采取哪些急救措施

如果出现了心脏骤停，此时去请医生已经来不及了，往往会在几分钟之内夺去患者的性命。因此，护理人员或家属应当掌握一些急救知识，这对自己和他人都有好处。

（1）拳击心前区。

立即用拳捶击患者的心前区 5～6 次，心搏有望恢复。捶击要果断、迅速、有力，才能达到效果。

（2）胸外心脏挤压。

采用捶击的方法不能奏效，可采用胸外心脏挤压法。操作者用手掌根部按放在患者胸骨中下 1/3 之间处，有节奏地每次挤压胸骨 3～5 厘米，每分钟 70～80 次，注意手掌根部不能离开胸壁，切忌压在剑突或肋骨上。挤压应就地进行，以争取时间。如果患者睡的是软床，可一边在软床上做，一边叫人取一块硬木板垫在患者背下，再继续作挤压；或迅速把患者抬到地上做心脏挤压。若挤压 1 分钟仍未见效，立即在静脉内或心脏内注射肾上腺素 1 毫克。心脏内注射部位，一般在第 4 肋骨间隙靠近胸骨左缘处（必须见有回血方可注药，以免注入心肌中），再继续挤压。

怎样做口对口人工呼吸

如果患者呼吸中断或时有时无，应立即做口对口人工呼吸。先解开患者衣领，一手托起患者颈部，使头后仰，呼吸道通畅。吹气时，用另一只手捏紧患者鼻孔，口唇与口唇之间必须紧密接触，以防漏气。每挤压心脏 5 次，吹气 1 次。如当时只有一人在场,则挤压心脏10~15次,再较快地连续吹气2次。

心绞痛突然发作时怎么办

当胸部出现似被绳子捆紧样地难受时,可能是心绞痛。症状初发时,首先要保持安静。若疼痛感持续 10 分钟仍不缓解时,要立即叫救护车,同时采取以下做法:

(1)先解松领带、皮带、纽扣等。

(2)让患者坐下,等待阵痛过去。

(3)保持室内空气流通,温度适当,并安抚患者,使其精神稳定下来。

(4)再次复发时,应服常备药:

① 将医生配给的硝酸甘油片含在舌头下面,勿要吞服,3~4 分钟起效。

② 若服药无效,要怀疑心肌梗死可能,马上呼叫救护车送医院。

心绞痛患者随身常备解痉药物是十分重要的。

心肌梗死突然发作时怎样急救

发现有人胸骨后或心前区突然出现持续性疼痛,同时患者有全身抽搐、意识模糊、呕吐、休克等症状,那就是心肌梗死患者。此时应采取以下做法:

(1)在密切注视生命体征情况的同时,立即呼叫救护车。

(2)松解衣服,让患者保持半坐位或患者感到最舒服的体位,并保持绝对安静。

（3）让患者先含硝酸甘油片（如果是心绞痛发作，5 分钟之内可缓解）。

（4）剧烈疼痛如果持续，并放射到左腕、左手背部，脸色苍白，脉搏紊乱，此时是非常危险的。可以选择以下姿势中的某一种（以患者感到最舒服为准）保持着等候救护车的到来。

① 有桌子的话，可让患者伏在桌子，两手当枕，垫在头下。

② 叠高被子，让患者背靠，让头部也倚在被子上。

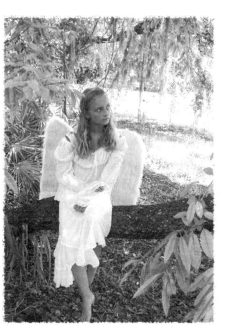

③ 垫好枕头，让患者仰卧，并适度垫高脚跟。

由于心肌梗死的死亡率非常高，所以必须送冠心病监护病房（CCU）或重症监护病房（ICU）抢救。有多次发作，口含硝酸甘油片会有所缓解，若硝酸甘油无效或者比较肯定地是心肌梗死时，应 1 分钟也不能耽误，立即送有条件的医院进行抢救。

冠心病突发时应采取哪些急救措施

（1）如果一个冠心病患者在家中突然出现心前区疼痛、胸闷、气短、心绞痛发作，则应立即使之平卧，舌下含化硝酸甘油片；如果一片不解决问题，可再含服一片；如果症状已缓解，仍须平卧 1 小时方可下床。

（2）如果患者病情严重，胸痛不解，而且出现面色苍白、大汗淋漓，这可能不是一般的心绞痛发作，恐怕是发生心肌梗死了。此时就要将亚硝酸异戊酯用手帕包好，将其折断，移近患者鼻部 2.5 厘米左右，使其吸入气体。如果患者情绪紧张，可给其口服一片地西泮（安定）。另一方面要立即和急救中心联系，切不可随意搬动患者，如果家距医院较近可用担架或床板将其抬去。

（3）如果患者在心绞痛时又出现心动过速，可在含服硝酸甘油片的基础上加服 1~2 片普尼拉明（乳酸心可定）片。

先天性心脏病患者发作怎么办

1. 房间隔缺损者

（1）轻症无发绀者，可适当休息，避免重体力劳动。

（2）出现肺动脉高压致发绀者，应使患者采取端坐位（双下肢下垂）或半卧位，可缓解呼吸困难及减轻发绀。

（3）去医院检查，择期进行手术。

2. 室间隔缺损者

（1）轻者应避免重体力劳动和预防感冒发生。

（2）重症者尤其是伴有肺动脉高压者，应去医院择期手术。

3. 动脉导管未闭者

（1）轻者无须手术，应避免重体力劳动。

（2）出现发绀时，可去医院确诊，择期手术。

（3）肺动脉高压显著增高且伴有右向左分流时，手术疗效差。

4. 法洛四联症者

（1）昏厥发作时，应让患者平卧屈腿，并给予小剂量普萘洛尔（心得安）口服。

（2）去医院确诊后择期手术治疗。

急性肺源性心脏病在家发作时怎么办

（1）控制呼吸道感染（选择有效的抗菌药物）。

（2）卧床休息，取半卧位或端坐位，双下肢下垂。

（3）选择高热量、多维生素及易消化食物。

（4）烦躁不安时可口服或肌注地西泮 10 毫克。

（5）休克患者应取平卧位，头稍低，注意保暖，保持呼吸道通畅。

（6）经上述紧急处理后速送医院抢救。

对先天性心脏病患儿家庭怎样进行护理

对于先天性心脏病患儿来说，在接受医生积极治疗的同时，家长的悉心护理也很重要。家长应注意以下几方面：

（1）尽量让孩子保持安静，避免过分哭闹，保证充足的睡眠。大些的孩子生活要有规律，动静结合，既不能在外边到处乱跑（严格禁止跑跳和剧烈运动），也不必整天躺在床上。晚上睡眠时间一定要保证，以减轻心脏负担。

（2）心功能不全的孩子往往出汗较多，须保持皮肤清洁，夏天勤洗澡，冬天用热毛巾擦身（注意保暖），勤换衣裤。多喂水，以保证足够的水分。

（3）患儿宜少食多餐，须保证足够的蛋白质和维生素的摄入，饮食尽可能多样化、易消化。

（4）保持大便通畅。大便干燥、排便困难时，不宜过分用力，否则会增加腹压，加重心脏的负担，甚至会产生严重后果。

（5）居室内保持空气流通，尽量避免患儿到人多、拥挤的公共场所逗留，以减少呼吸道感染的机会。应随天气冷暖及时增减衣服，密切注意预防感冒。

（6）定期去医院心脏科门诊检查。严格遵照医嘱服药，尤其是强心、利尿药，由于其药理特性，必须绝对控制剂量，按时、按疗程服用，以确保疗效。每次服用强心药前，须测量脉搏数，若心率过慢，应立即停服，以防药物毒副作用发生，危及孩子生命。

心力衰竭患者应采取什么样的急救措施

首先要让患者冷静下来，以减少恐惧躁动。其后有条件者马上吸氧（急性肺水肿时吸氧可通过75%乙醇溶液），松开领扣、裤带。让患者取坐位，两下肢随床沿下垂，必要时可用胶带轮流结扎四肢，每一肢体结扎5分钟，然后放松5分钟，以减少回心血量，减轻心脏负担。

口服氨茶碱、氢氯噻嗪（双氢克尿噻）各2片，限制饮水量，同时立即送患者去医院救治。

对突发性心肌梗死患者应采取哪些急救措施

（1）发作时立即休息，停止一切活动，有条件者可平卧休息,以减少机体的耗氧。

（2）保持镇静。过度的紧张、兴奋刺激交感神经,会使血压升高,心跳加快,增加心脏的负担。

（3）如果身边有治疗心绞痛的药物,尽快服用。亚硝酸异戊酯的作用最快,10～15秒开始起作用,数分钟后作用消失。此药为极易汽化的液体,盛于小瓶内,每瓶0.2毫升,用时以手帕包裹敲碎,立即置于鼻部吸入。由于此药的携带和使用不便,现已很少应用。其次,可舌下含服硝酸甘油片,该药吸收迅速,1～2分钟起效,可持续30分钟,如5分钟后无效可再次含服。由于这一类药物的主要作用是扩张血管,除了扩张冠状动脉,也扩张其他血管,应注意预防低血压的发生,患者最好能平卧。同时可服用中药,如复方丹参滴丸、速效救心丸等,这些药物有活血化瘀、宣阳通痹等功效,从而缓解症状。

（4）立刻通过120急救电话与当地急救中心联系,就近就医,不要盲目地搬动患者,以免病情加重。

为什么对先天性心脏病患者不可随意用药

简单的先天性心脏病患者,术后恢复较好,心功能正常的,一般不用使用强心药和利尿剂。复杂畸形及重度肺高压或心功能较差的患者,要根据畸形矫正情况,在医生指导下使用强心药、利尿剂或血管扩张药。患者应严格按照医生的嘱咐用药,不可随意乱服用,以免发生危险。

心脏病患者安装起搏器后应注意什么

（1）经常自测脉搏。如果测到脉搏是整齐的，但又低于医生告知的起搏器频率，说明起搏器可能有故障，须及时去医院检查。

（2）不能作核磁共振成像等检查。对于有些理疗，如微波治疗、超短波治疗、磁疗等，都要特别小心，因为电磁波或磁场会干扰起搏器的正常工作，进而影响心脏的跳动。遇到上述情况，应告诉医生自己已安装了心脏起搏器，提醒医生注意。

（3）家中使用微波炉、电磁灶时，要远离它们。

（4）在拨打或接听手机时，大多数起搏器会受到一些干扰，所以使用手机时要尽量避开起搏器。如起搏器装在左胸，那么应当用右耳接听电话，不要将手机放在衣服左上侧的口袋里。

（5）如果在操作电器时，或者在某些情况下有心慌、头昏、眼前发黑等感觉，应该马上脱离这样的环境，及时找心脏专科医生咨询、检查。

心脏病的治疗与调养

41

各类心脏病须做的医疗检查

诊断冠心病须做哪些检查

（1）心电图检查。用于发现有无心肌缺血、心律失常，是诊断冠心病的常用方法，包括静息时心电图、心绞痛发作时心电图、心电图负荷试验、心电图连续监测等检查。

（2）放射性核素（ECT）检查。了解梗死范围。

（3）超声心动图检查。了解心室壁的动作、有无室壁瘤、心脏瓣膜活动情况和左心功能。

（4）心肌酶学检查。通过谷草转氨酶（GOT）、肌酸磷酸激酶（CPK）等了解心肌损伤程度和恢复过程。

（5）冠状动脉造影。目前被称为诊断冠心病的"金标准"。可明确病变范围、程度，并为选择治疗方法（手术、介入、药物）提供依据，还可评估风险，同时可结合左心室造影确定左心室收缩功能和有无室壁瘤。

诊断风湿性心脏病须做哪些检查

风湿性心脏病为什么容易误诊

风湿性心脏病的病程发展缓慢，早期没有明显的临床症状，通常或表现为咽炎、扁桃体炎等症状，因此往往会延误病情而失去最佳的治疗时机。有些人直到生活和劳动受到影响，甚至已经出现了心衰的症状才到医院诊治，但为时已晚。所以不要把感冒、咽炎等视为小病而不加以重视，须知这也许是风湿性心脏的前兆。

确诊风湿性心脏病须做哪些检查

（1）心电图检查。可见二尖瓣 P 波、电轴右偏、右心室肥大等。

（2）超声心动图检查。M 型超声心动图 EF 斜率降低呈"城墙样"改变，前、后叶二尖瓣呈同向运动。二维图像显示前后叶增厚，开放受限，二尖瓣开放面积缩小，前叶常呈鱼钩样，左心房扩大。彩色及脉冲多普勒可见舒张期湍流，流速增高，并可测跨瓣压差，可测瓣口面积、狭窄程度及瓣膜瓣下结构的改变，来确认病情。

（3）X 线检查。前后位心脏肺动脉段膨出及左心房扩大，呈梨形心或二尖瓣形心。右前斜位可见食管向后移位，系左心房扩大所致。左前斜位可见左主支气管上抬，右心缘可见双房影像，肺瘀血时可见肺门阴影加深，肺下部血管影减少，上部血管影增多，可见 KerlegA、B 线。

（4）抗链球菌溶血素 O(ASO) 正常值 < 500 单位，一般风

湿性心脏病在发作期时常有 ASO 升高现象，须进行抗风湿治疗。

女性容易患风湿性心脏病原因是什么

据临床统计，女性风湿性心脏病患者数量大约是男性患者的 2～3 倍。这是因为女性在十二三岁时，非常容易感染该病菌并出现初期症状。到了 18 岁以后，由于心脏已经长时间受到了病菌侵袭，一些女性会出现下肢水肿、手脚发麻、抽搐等症状。如果任其发展下去，等到 30 多岁，特别是生完孩子后，病情便会迅速恶化，到时只能靠心脏手术来解决问题。风心病具有"欺骗性"，就在于患者的表现通常是"红光满面"，外表看上去健康而漂亮。其实，正是由于患者心脏受损后，二尖瓣狭窄，血液从左心房回到左心室受到阻碍，在肺里产生了瘀血，才导致面部双颧骨部位呈现紫红色。

医生强调，十二三岁的女孩，在咽部感染多发的冬、春季节，一旦出现咽喉肿痛、扁桃体发炎等症状，一定要尽快就医。而年纪稍大的年轻女性，如果发现自己颧骨处经常出现紫红晕，且体力虚弱，全身酸软，动不动便感冒咳嗽、下肢水肿，就应考虑是否是患上了风湿性心脏病。

诊断肺源性心脏病须做哪些检查

（1）X 线检查。除肺、胸基础疾病及急性肺部感染的特征外，尚可有肺动脉高压征；右心室增大征。

（2）心电图检查。主要表现有右心室肥大的改变。

（3）心电向量图检查。主要表现为右心房、右心室增大的图形。

（4）超声心动图检查。

（5）肺阻抗血流图及其微分图检查。

（6）血气分析。

（7）血液检查。红细胞及血红蛋白可升高。全血黏度及血浆黏度可增加，红细胞电泳时间常延长；合并感染时，白细胞总数增高，中性粒细胞增加。

（8）其他。肺功能检查对早期或缓解期肺心病患者有意义。痰细菌学检查对急性加重期肺心病有较好的确诊效果，可以指导抗生素的选用。

诊断心肌炎须做哪些检查

（1）心电图检查。多数表现为 ST-T 改变、Q-T 间期延长，低电压，窦房、房室或室内传导阻滞，过早搏动，束支传导阻滞，部分可有阵发性心动过速、心房颤动，甚至心室颤动症状。

（2）X 线检查。心脏大小正常或轻、中度扩大，心搏减弱，肺瘀血或肺水肿，有时可见少量胸腔积液。

（3）实验室检查。早期血清 ALT、乳酸脱氢酶 (LDH)、CPK 升高，并可从咽部、粪便、血液中分离病毒。恢复期血清病毒抗体滴度比急性期有 4 倍以上升高。

（4）超声心动图检查。轻者无改变，重者心腔扩大，左心室后壁及室间隔运动幅度降低，心泵功能降低。

诊断心绞痛须做哪些检查

1. 心电图检查。

（1）静息心电图检查。半数以上心电图正常或有非特异性ST-T改变或房室、束支传导阻滞,室性或房性期前收缩(早搏), 但不能据此而诊断为冠心病, 也可能有陈旧性心肌梗死的改变。

（2）发作时心电图检查。多数患者出现ST段水平或下斜形下移, 发作缓解后恢复; 原有T波倒置, 发作时变直立; 少数心绞痛发作时心电图完全正常, 但不能以胸病发作时心电图完全正常而排除心绞痛诊断。

（3）心电图负荷试验。常用运动负荷试验,增加心脏负担以激发心肌缺血。

（4）动态心电图监测。如从中发现ST-T改变伴胸痛发作,

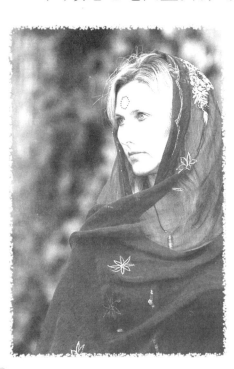

则具有重要诊断价值, 也有助于发现无症状性心肌缺血。

2. 放射性核素检查。动静态放射性核素心肌灌注显像,可显示心肌梗死后的瘢痕和心肌缺血范围、大小、部位。腺苷或多巴酚丁胺负荷试验, 用于不能运动的患者。

放射性核素心室造影,可测定心室射血分数及显示室壁局部运动障碍。

3. 冠状动脉造影和心室造

影。冠状动脉造影可确定冠状动脉狭窄部位、程度、形态及范围。管腔直径缩小 70% ~ 75% 以上会严重影响供血,50% ~ 70% 者也有一定意义。冠状动脉造影不仅为临床诊断,也为治疗方法的选择、预后判断提供了极其重要的资料。

确诊心力衰竭须做哪些检查

（1）X 线检查。对判断原有的心脏病、心力衰竭的早期诊断及其严重程度,都具有重要意义。

（2）心电图检查。可以检查是否有心律失常、心肌肥厚和心肌劳损等。

（3）心脏超声检查。可以更直观、更具体地反映心脏功能及心脏结构。

（4）化验室检查。可检查出水、电解质紊乱及酸碱平衡失调。如低钾血症、代谢性酸中毒等以及心钠素的血浆浓度增高。

（5）尿常规检查。用于检查是否有轻度氮质血症。

诊断心肌梗死须做哪些检查

（1）心电图检查。典型的心肌梗死的特征性心电图改变是在起病数小时出现高尖 T 波;数小时后,ST 呈弓背向上抬高,与 T 波形成单向曲线;1 ~ 2 日内出现病理性 Q 波,70% ~ 80% Q 波永存;2 周内 ST 段渐回到等电位,T 波平坦或倒置;3 周倒置最深,有时呈冠状 T 波;数月或数年渐恢复,也可永久存在。根据心电图改变的导联可判断梗死的部位。

（2）血清心肌酶检测。含量增高，包括肌酸磷酸激酶及其同工酶，乳酸脱氢酶及谷草转氨酶（GOT）。白细胞在起病后可增至$(10\sim20)\times10^9$个/升，红细胞沉降率（血沉）增快可持续 1～3 周。

（3）放射性核素检查。利用坏死心肌血供断绝以致铊-201（T1-201）不能进入心肌细胞的特点，静注铊-201（T1-201）进行热点扫描或照相，可显示心肌梗死的部位和范围。

各类心脏病的治疗

怎样治疗冠心病

冠心病的治疗原则如下：

（1）改善冠状动脉循环，缓解心肌缺血。

（2）减少和防治冠脉痉挛。

（3）降低高血黏状态。

（4）有高血压者进行降压治疗，使血压保持适宜水平。

（5）对高脂血症者给予降血脂治疗。

（6）防止各种诱发因素。

（7）适当保存体力，防止过度劳累。

（8）防止心律失常。

（9）改善饮食结构，少吃高胆固醇食物。

（10）预防心肌梗死及猝死。

冠心病患者常备急救药盒有无必要

临床上，冬季冠心病心绞痛、急性心肌梗死发作的患者大量增加，发病率明显上升。所以冠心病患者在过冬前做些预防工作无疑是必要的，除经常就医检查、坚持服用冠心病的常用药物、适当参加一些体育活动、防寒保暖、防止感冒、积极治疗呼吸系统疾病外,准备一个急救盒也是一个重要措施,特别是对于曾发生过心肌梗死的患者更有必要。

可准备一个干净的盒子或药瓶,大小合适,到医院或药房配一些用于治疗冠心病心绞痛、心肌梗死疗效确切而作用迅速的急救药品。一般来说,急救盒里最好装有硝酸甘油片、长效硝酸甘油片、双嘧达莫(潘生丁)片、地西泮(安定)片及亚硝酸异戊酯5种药物。它们分别有以下作用:

(1)硝酸甘油片。舌下含服,它是治疗心绞痛的常用药物,能扩张血管,改善心肌内血流分布,使缺血心肌得到血液供应,并能解除冠状动脉痉挛,有益于缩小梗死面积。

(2)长效硝酸甘油片。作用同硝酸甘油片,但作用持续时间较长,约6小时,服用后可预防心绞痛的发作。

(3)双嘧达莫片。能抑制腺素进入血小板,使血小板内环磷酸腺素增高,抑制血小板凝集,对预防冠心病血栓形成有较好的作用,每次至少服用2片,每日服3次。

(4)地西泮片。一种镇静安定剂,心绞痛时服用,可减轻由此而引起的焦虑不安、睡眠欠佳或心动过速等。

(5)亚硝酸异戊酯。一种速效扩张冠状动脉的药物。当严重心绞痛发作时,若含服硝酸甘油片3～5分钟后无效,可立即用手帕包裹1剂小药管,用力捏碎后迅速放到鼻孔处吸入,半分钟至1分钟见效,可持续3～10分钟。

心绞痛经过紧急处理后,症状仍不能减轻者,应立即到附近医院就诊,由医生进一步明确诊断并进行治疗,切不可反复应用急救盒内的药物以免延误病情。须注意的是,要经常更换急救盒内失效的药品,以保急救盒能真正"救急"。此外,在外面还应注明自己的姓名、住址、电话、所患疾病等。应提请注意的是,药盒不仅平时要带在身边,即使晚上睡觉也应把它放在床边随手可取之处,以防不测;同时,在为急救盒配备药物时,最好在医生的指导下进行。

手术治疗冠心病通常有哪些方法

（1）冠心病手术的办法。冠心病手术治疗方法一是介入治疗,二是冠状动脉搭桥。这两种方法相互补充,缺一不可。

（2）介入疗法及应注意事项。介入治疗是一种心脏导管技术。具体的办法就是通过大腿根部的股动脉或手腕上的桡动脉,经过血管穿刺把心脏支架或其他器械放入动脉中,使其沿血管走向进入冠状动脉病变部位进行干预,来达到解除冠状动脉狭窄的目的。主要包括经皮腔内冠状动脉成形术、经皮激光冠状动脉成形术、经皮冠状动脉内旋切术、冠状动脉内膜旋磨术等等。

需注意的是,通常冠心病的介入治疗都需要通过注射造影剂使血管显影后再进行治疗。由于造影剂对人体健康不利,因此需尽快排出体外。患者在术前和术后的饮食都应加以调整,这样可以更好地度过术后恢复阶段,减少不适和造影剂对人体的伤害,因此专家对术前术后的饮食原则提出如下建议:

① 术前。因介入治疗前要排清宿便,为手术做准备,所以,在手术前一天,应多吃苹果,多喝蜂蜜水,多吃含粗纤维的主食、蔬菜,以帮助通便,最好吃半流食或流食。

② 术后。中医学认为造影剂是一种热毒,因此一下手术台,患者便应大量饮用清热利尿解毒的饮料,如绿豆汤、西瓜

汁、番茄汁等。喜欢喝茶的人则可大量饮用绿茶。当天的饮食也应以清热利湿、养胃生津为主，可吃一些冬瓜汤或冬瓜余肉丸等。主要注意多摄入水分，其他食物应少吃。为避免腹胀，牛奶、豆浆一类易产气的食品尽量不吃，油条一类不易消化的食物也不能吃，以免增加腹压，对创口恢复不利。

（3）经皮腔冠动脉成形术。经皮腔内冠状动脉成形术（PTCA），是将带有球囊的导管放入血管，球囊到达合适的位置后向球囊内注射造影剂，加大球囊内压力，使其扩张并压迫动脉壁上的粥样硬化斑块，从而扩大因斑块而狭窄的血管腔，以改善心脏血流。

（4）冠状动脉支架术。冠状动脉支架术，就是用金属支架支撑在冠状动脉内的狭窄处，使狭窄或塌陷的血管向外扩张，从而达到血管重建的目的。药物涂层支架是将一种抑制细胞增殖的药物通过高科技手段均匀地涂在支架上，使其在血管局部缓慢释放，产生抑制细胞的增生作用，降低再狭窄的发生率。

（5）经皮冠脉内旋切术。经皮冠状动脉内旋切术（切割球囊成形术），就是把切割球囊送至病变处进行扩张，切割刀在冠状动脉里随心脏搏动在血管内运动，纵向切割冠状动脉内的斑块，使狭窄的血管腔扩大而改善心脏血流。优点是创面小、再狭窄发生率低，适用于狭窄发生在冠状动脉分支部位和已放置支架再狭窄的冠心病患者。

（6）冠状动脉内磨旋磨术。冠状动脉内膜旋磨术，就是将旋磨导管伸入病变部位，在磨头高速旋转中磨碎血管中的粥样硬化斑块，使碎屑很快被血流冲刷到末梢处被细胞吞噬，血管堵塞处被打通后再放入支架。

（7）激光心肌血运重建术。激光心肌血运重建术，俗称心肌激光打孔术。虽然目前治疗机制还不十分明了，但是适用那些服用药物、输液、介入治疗等都无效的冠心病患者。

（8）冠状动脉搭桥术。冠状动脉搭桥术又称冠状动脉旁路移植手术，是从患者自身其他部位取一段血管，然后将其分别接在狭窄或堵塞了的冠状动脉的两端，使血流可顺利通过刚刚吻合的血管，使缺血的心肌得到氧供，从而缓解心肌缺血的症状。冠状动脉搭桥手术后应注意哪些注意事项：

① 少吃动物脂肪和胆固醇含量高的食物，如蛋黄、鱼子、动物内脏等，豆制品、蔬菜、水果，饮食注意控制摄盐量。

② 节制饭量，控制体重。

③ 不吸烟，节制饮酒。

④ 生活要有规律，避免过度紧张和情绪波动，保持大便通畅。

⑤ 体力恢复后，可从事些力所能及的体育活动。

⑥ 术前的高血压、冠心病用药，经调整后，尚须按出院时医嘱长期服用。

⑦ 长期服用阿司匹林，每次 0.1 克，每日一次。

⑧ 术后心绞痛应得到有效缓解，如再发，须到原手术医院复诊。

怎样治疗风湿性心脏病

治疗原则是什么

（1）控制体力劳动，遵循适当原则，保护心肌代偿功能。

（2）对主动脉狭窄的患者，应限制剧烈体力活动，以防猝死。

（3）积极控制和预防风湿活动、肺水肿及感染性心内膜炎。特别是要积极治疗咽部链球菌感染以及提倡在任何手术前（如拔牙）都应用抗生素。

（4）低盐饮食，少吃腌制食物。

（5）长期用利尿剂的患者，缺钾与缺镁同时存在，应注意补钾、补镁。

（6）对于强心剂的应用，症状轻者可以不用，症状重的患者要严格掌握剂量。

（7）中药对症治疗有缓解症状、控制病程进展、修复瓣膜内膜损伤、营养心肌、加强心功能的作用。

选择医生的原则是什么

风湿性心脏病通常属于慢性、进展性疾病。因此，患风湿性心脏病后就得经常与医生交流，所以选择医生对患者至关重要。对大部分风湿性心脏病患者来说，最好是看专科医生。因为专科医生在疾病的诊断和治疗方面是经过特殊训练的，具备丰富的专业知识，他们能处理涵盖面很广的风湿性疾病。

对于比较复杂、难治的风湿性疾病，更要选择在风湿性心脏病学方面受过特殊训练的专科医生。目前，不少医院已经设有风湿性心脏病专科。所以，如果你的风湿性心脏病经一般内科医生治疗一段时间后病情尚未好转，或者患有严重的类风湿关节炎、系统性红斑狼疮或强直性脊柱炎等，选择风湿性心脏病学专科医生是有好处的。

值得注意的是，不少人为治病，花的时间不少，找了一个又一个医生，这样做不但浪费时间和精力，而且不利于治病。因为不少风湿性心脏病，尤其是难治、严重者，其治疗需要很长时间，医生在治疗过程中须制订一个长期的计划，因此如果不能固定一个医生（或者同一医院的专科），就可能浪费时间，耽误治疗。

患者须怎样配合治疗

风湿性心脏病虽然是一种严重的慢性疾病，但是经过综合治疗是完全能控制住病情的，所以患者要与医生积极配合，最终战胜病魔。在与疾病作斗争中，患者要做到哪几点呢？

（1）要树立必胜的信心，正确对待疾病。即用科学的态度对待疾病，要了解疾病的特点和转变，做到早期就诊，不要错过治疗的良机，以减少疾病治疗的难度和复杂性，降低疾病的危险性。

（2）要有打持久战的思想准备。应认识到风心病是难治性疾病，在整个病程中，复发和缓解常常交替出现，是一个长病程、长疗程的疾病，必须做好长期治疗的心理准备，树立持之以恒的思想，不能期望几天、几周之内就有惊人的恢复，必须积极配合医生治疗，并把自己在治疗中出现的微小变化、体会及时而又经常地与医生沟通，以便医生调整整个治疗计划。

（3）要有面对现实的勇气。既然得了风心病，就必须面对现实，能够承受痛苦。今天的小痛苦是为了明天的不痛苦，任何侥幸取胜的想法都是不现实的，靠巫医，听江湖骗子，都会误入歧途,最后害了自己。

（4）稳定心神。不少风湿性心脏病患者精神紧张、情绪激动时,会突然发生心动过速,增加心脏负担,造成心功能不全,因而要宽心平气,淡泊守神。

（5）节制性生活。由于夫妻双方进行性生活时,心跳会加快,血压会升高,心脏的负担也会随之加重。因此,风湿性心脏病患者宜节制性生活。

一般情况下,风湿性心脏病患者如果从来没有发生过心力衰竭,那么对结婚、生育、哺乳等没有多大的妨碍。女性患者如病情较重,则不宜怀孕生育,因为妊娠期间,心脏负担加重后,会危及母子的生命安全。重症女青年,最好不结婚,待病情好转后再作考虑。

怎样治疗肺源性心脏病

急性发作期的治疗原则是什么

（1）通畅呼吸道,改善通气功能。消除痰液,止咳祛痰,解除支气管痉挛。

（2）纠正缺氧和消除二氧化碳潴留。

（3）控制心力衰竭。利尿剂:以小剂量、间歇、联合、交替、缓慢使用为原则;强心剂:选择作用快、排泄快的强心剂,宜用小剂量;应用血管扩张剂来降低血黏度。

（4）纠正心律失常。

（5）纠正酸碱失衡及电解质紊乱。

（6）正确处理消化道出血、休克、肾功能衰竭、弥散性血管内凝血等并发症。

（7）营养支持疗法。

缓解期的治疗原则是什么

（1）治疗肺源性心脏病的症状，如止咳、祛痰、平喘和抗感染等。

（2）提高机体抗病能力，可进行体育锻炼、免疫疗法、扶正固本疗法。

（3）改善肺、心功能，可做隔式呼吸和缩唇呼气。

（4）防治引起急性发作的诱发因素。须预防感冒；及时治疗呼吸道急性感染；戒烟并避免各种烟雾刺激。

慢性期的治疗原则是什么

（1）控制呼吸道感染。

（2）改善肺功能。

（3）控制心力衰竭。轻度水肿者可不用利尿药；中度水肿者可口服氢氯噻嗪（双氢克尿噻）。重度水肿者，应送医院治疗。

恢复期的治疗原则是什么

恢复期时应提高机体抗病能力，改善肺功能，预防感冒的发生。

怎样治疗心肌炎

（1）休息。在急性期至少休息到退热后 3～4 周。如有心功能不全及心脏扩大者应强调绝对卧床休息。一般总的休息时间不少于 3~6 个月,以后根据情况增加活动量。

(2)激素。一般用于较重的急性病例,用量根据病情按医嘱进行。

(3)控制心力衰竭。因为心肌炎对洋地黄制剂较敏感,容易中毒,故剂量应偏小(有效剂量的 1/2~1/3 即可)。重症可加利尿剂和镇静剂。

(4)应用大剂量维生素 C 及能量合剂。

(5)抢救心源性休克。

(6)纠正心律失常。

(7)中药治疗。此病属中医学"惊悸""怔忡"范畴。

怎样治疗心绞痛

心绞痛的治疗原则是什么

心绞痛的治疗原则是降低心肌耗氧量,增加心肌供血,改善侧支循环。对此可采用如下方法:

(1)纠正冠心病易患因素。如治疗高血压、高血脂、糖尿病,戒烟,减轻体重等;对贫血、甲状腺功能亢进症(甲亢)、心力衰竭等增加心肌氧耗量的因素也应该加以纠治。

(2)调整生活方式,减轻或避免心肌缺血。心绞痛患者应养成良好的生活习惯,消除各种诱发因素,如避免劳累、情绪激动、饱餐、寒冷、大量吸烟等。

(3)药物治疗。可选用以下药物:

① 硝酸酯类。是重要的抗心绞痛药物。硝酸酯类药物

系静脉和动脉扩张剂，在低剂量下以静脉扩张为主，大剂量时同时扩张动脉、静脉。

② β受体阻滞剂。β受体阻滞剂治疗心绞痛的机制是通过降低心率、心肌收缩力和心室壁张力而使心肌耗氧量降低,故适用于劳累性心绞痛。

③ 钙离子拮抗剂。作用机制为：阻滞钙离子细胞内流，使心肌收缩力降低，血管扩张；解除冠状动脉痉挛；减慢心率；对抗缺血引起的心肌细胞内钙超负荷。

④ 抗血小板药物。常用阿司匹林 50~150 毫克，每日 1 次；双嘧达莫（潘生丁）25 毫克,每日 3 次。

怎样采取手术和介入性治疗

对于心绞痛患者，待临床症状控制以后，有条件者应进行冠状动脉造影检查，根据造影结果,视病变的范围、程度、特点分别选择冠状动脉腔内成形术（PTCA）或冠状动脉搭桥术。

不可用普萘洛尔、硝苯吡啶及硝酸甘油缓解心绞痛

（1）它们是治疗心绞痛或高血压、心律失常的常用药。但普萘洛尔（心得安）可引起冠状动脉痉挛，所以若普萘洛尔用量过大或久用骤停，可致心绞痛加重，甚至会引起急性心肌梗死。

（2）硝苯吡啶能使心肌耗氧量增加、冠状灌注压降低。硝苯吡啶应用要适量,停药时应逐渐减量。

（3）硝酸甘油能使冠状动脉血管收缩、血流减少。硝酸甘油用量亦不宜大，可用可不用时，则不要使用。

心脏病的治疗与调养

怎样使用多巴胺、肼曲嗪（肼苯哒嗪）及哌唑嗪

（1）多巴胺虽然可治疗各种低血压和休克，但也能使冠脉血流量下降、血压升高、心肌耗氧量增加，导致心肌缺血，诱发心绞痛。因此，使用时剂量应从小逐渐增大，速度亦应由慢到快。

（2）肼曲嗪虽可广泛应用于治疗高血压，不过，本药也能使心率、心肌耗氧量增加，可诱发心绞痛及心肌梗死。如与普萘洛尔合用，可减少上述不良反应的发生。

（3）哌唑嗪是 α 受体阻滞剂，虽可使血压下降，亦能导致心率加快，心肌耗氧量增加，而致心肌缺血。若与 β 受体阻滞剂（普萘洛尔等）合用，可减少此不良反应。

怎样治疗心力衰竭

（1）消除基本病因和诱因。心力衰竭的病因治疗在心力衰竭的预防中占有重要的地位，若对引起心力衰竭的原发病能积极采取治疗措施，则可明显地改善预后。

（2）对心力衰竭诱发因素的治疗。主要是积极控制或祛除心内外感染病灶，纠正心律失常、电解质紊乱，避免过度劳累、情绪激动等。

（3）减轻心脏负荷。注意休息；适当使用镇静剂；合理使用利尿剂；合理使用血管扩张剂增加心脏收缩力，改善心功能。

（4）控制饮食。包括进餐的种类、数量、次数、热量的控制和钠盐的摄食限制等。

怎样治疗心肌梗死

（1）预防冠心病。

（2）及时而积极地治疗先兆症状。先兆症状的出现可能为心肌梗死濒临的表现。如果此时立即住院及时而积极地按治疗心肌梗死的措施处理，可减少这些患者发生心肌梗死的机会。

（3）对心肌梗死急性期的治疗。在此期间，应保护和维持心脏功能，挽救濒死的心肌，防止梗死扩大，缩小心肌缺血范围，及时处理各种并发症。尽量使患者不但能渡过急性期危险关口，而且康复后还能保有较多有功能的心肌，维持较有效的生活。

心脏手术后应做到哪些

（1）保持乐观情绪，术后早期起床活动应避免劳累。

（2）按医嘱服用地高辛和利尿剂等药物。

（3）进食不宜吃饱，不宜吃过咸的食物。

（4）定期复查，如有胸闷、下肢水肿加重，须到医院复诊。

（5）避免感冒咳嗽，以免加重心脏负担。

（6）风湿性心脏病患者，做左房室瓣（二尖瓣）分离术后要防止咽部或扁桃体发炎，以防降低手术效果。

心脏病患者手术后怎样进行康复活动

心脏病患者手术后最常用的康复方法是运动疗法，即通过运动来改善患者的精神和恢复器官的功能。下面对运动疗法及其训练作简单介绍。适当运动对心脏手术后患者心肺功能恢复有重要意义。运动训练的基本内容包括：

（1）关节运动。关节运动原则上要从近位关节到远位关节，但由于上肢运动对胸部切口影响大，所以患者要从下肢远端开始活动。活动时要慢慢进行，动作不宜过大。术后第2天，若病情稳定可在护士指导下开始活动，活动量以不感到疲劳为度。手或下肢输液时不宜做关节活动。

（2）呼吸运动。脱离呼吸机后，为预防肺内感染和肺不张，要进行适当的呼吸运动和咯痰训练。运动方法为深呼吸、吹气球、呼吸训练器及软垫按压刀口协助咳痰等，有条件者还可穿弹性背心，保护刀口。

（3）生活能力训练。术后病情稳定时，患者可在床上坐起，自己练习吃饭、喝水、洗脸、刷牙、穿脱衣裤等运动。恢复期患者可进行下地步行活动，步行训练的顺序是：坐位、站位、扶床移动、独立移步、室内走动。患者出院后还应继续做上述动作。运动幅度和运动量可逐渐增加，如步行训练可由慢步逛街逐步过渡到上楼梯、快步行走。幼儿心脏手术刀口愈合后，还要练习扩臂，防止"鸡胸"。

（4）术后哪些患者不宜活动：

① 严重心肺功能不全。

② 术后发热、贫血。

③ 静息时心率超过 100 次 / 分者。

④ 锻炼出现呼吸困难、晕眩、胸痛或发绀。

⑤ 运动时心率超过 135 ~ 140 次 / 分。

怎样通过按摩来防治冠心病

长期以来，人们认为，只有依靠药物，才能减轻或缓解冠心病的症状，其实，按摩对冠心病患者症状的缓解和消除也有一定的作用。例如，压内关对减轻胸闷、心前区不适和调整心律均有帮助；摩胸和拍心对于消除胸闷、胸痛均有一定效果。腹式呼吸时，横膈运动能帮助改善胸、腹腔血液循环，对心脏也可起到按摩作用，从而改善心脏本身的营养和血供，对心电图也有一定的改善作用。此法操作简单方便，且无内服药的不良反应，甚至可以在医师指导下自我按摩。具体操作见下：

（1）压内关。以一手拇指指腹紧按另一前臂内侧的内关穴位（手腕横纹上 3 指处，两筋之间），先向下按，再作向心性按压，左右旋转各 10 次，然后紧压 1 分钟。两手交替进行。对心动过速者，手法由轻渐重，同时可配合震颤及轻揉；对心动过缓者，用强刺激手法。

（2）摩胸。以一手掌紧贴胸部由上向下按摩，用两手交替进行，按摩 32 次，按摩时不宜隔衣。

（3）拍心。用右手掌或半握拳拍打心前区，拍打 6～8 次，拍打轻重以患者舒适、耐受为度。在进行以上按摩时，要求患者腹式呼吸，思想集中，用意识引导按摩活动，并尽可能与呼吸相配合，每天按摩 1 次，1 个月为一个疗程，连续 3 个月。

怎样用针灸来防治冠心病

（1）体针。针刺心俞、厥阴俞，配内关、膻中、通里、间使、

心脏病的治疗与调养

足三里，并结合辨证加减选穴。每日或隔日 1 次，15 次为一个疗程。一般 3～5 次即可见效。适用于治疗心绞痛。

（2）穴位注射。将盐酸哌替啶（度冷丁）10 毫克用注射用水稀释至 5 毫升，直刺内关，得气后注入药物，每穴注 25 毫升；若 5～10 分钟疼痛不消失者，30 分钟后于双侧间使穴各注药 5 毫升。适用于心绞痛及心肌梗死发作。

（3）耳针。取心、肾、交感、皮质下。留针 30～60 分钟。

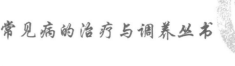

治疗各类心脏病可参考的药物

治疗冠心病的西药有哪些

（1）硝酸酯类药物。硝酸甘油、硝酸异山梨酯（消心痛）、5-单硝酸异山梨酯、长效硝酸甘油制剂（硝酸甘油油膏或橡皮膏贴片）等。这类药物有降低心肌氧耗量，增加心脏侧支循环血流，使心绞痛得到缓解，以及降低血小板黏附等作用。

（2）抗栓（凝）药物。阿司匹林、氯吡格雷（波立维）、阿昔单抗、前列环素、前列地尔（前列腺素 E1）等。这类药物有抑制血小板聚集，避免血栓形成而堵塞血管等作用。

（3）β受体阻滞剂。美托洛尔、阿替洛尔、比索洛尔（康可）、卡维地洛、阿罗洛尔（阿尔马尔）等。这类药物的主要作用是减慢心率，降低血压，减低心肌收缩力，从而降低患者的氧耗量，减少因用力、激动引起的症状性及无症状性心肌缺血的发作，提高患者运动耐量；同时还具有抑制交感神经过度活动的作用，能够减少由此引发的严重的甚至致命的心律失常。

（4）钙离子拮抗剂。维拉帕米、硝苯地平、硝苯地平控释剂（拜心同）、缓释剂（络活喜）、地尔硫䓬等。这类药物的主要作用为抑制或减少冠状动脉血管痉挛，抑制心肌收缩，扩张外周阻力血管及冠状动脉，降低心肌氧耗及增加冠状动脉血流，某些钙拮抗剂还能减慢心率。

（5）血管紧张素转换酶抑制剂／醛固酮受体拮抗剂。依那普利、贝那普利、雷米普利、副辛普利等。此类药物具有心血管保护作用，能够减轻冠状动脉内皮损伤，具有抗炎作用，促进血管扩张、抗血栓、抗凝集等效用。

（6）调脂药物。洛伐他汀、普伐他汀、辛伐他汀、氟伐他汀、阿托伐他汀、吉非贝齐、烟酸等。调脂治疗是指对高密度脂蛋白、胆固醇、三酰甘油这3个指标进行调节，以提高高密度脂蛋白，降低胆固醇和三酰甘油，从而稳定冠状动脉病变处脂质斑块，防止其破裂及斑块继续增大，甚至使脂质斑块消减。

治疗冠心病的中成药有哪些

目前临床常用治疗冠心病的中成药从其功能主治大体可分为芳香温通、活血化瘀、扶正养心几类：

（1）芳香温通类：冠心苏合丸（胶囊）、麝香保心丸、心宝、苏冰滴丸等。

（2）活血化瘀类：复方丹参片、心可舒片、地奥心血康、步长脑心通、通心络胶囊、山海丹胶囊、金泽冠心胶囊、川芎颗粒、松龄血脉康胶囊等。

（3）扶正养心类：生脉饮口服液、补心气口服液、益心阴口服液、炙甘草合剂、屏风生脉胶囊、稳心颗粒等。

对治疗冠心病有辅助功效的中草药有哪些

对冠心病有良效的有以下 9 种中草药:

(1)黄芪。豆科植物黄芪或内蒙古黄芪的根,味甘,性微温。归脾经及肺经。功效补气升阳、固表止汗、托疮排脓、利尿消肿等。黄芪有很好的强心作用,可扩张冠状动脉,增加心肌营养性血流量,提高机体的抗氧化能力,升高冠心病患者血中过氧化物歧化酶(SOD)活性,从而减轻各种原因产生的氧自由基对心肌的损伤。黄芪还可明显提高冠心病患者红细胞钠泵的功能,使细胞内钠浓度降低,一方面可恢复红细胞功能,另一方面也有利于心肌细胞的营养代谢。临床常用于冠心病心气不足,以气短乏力为主症的患者。

(2)丹参。味苦性微寒。功能活血祛瘀,凉血消痈,除烦安神。归心经、心包经及肝经。古人曾有"一味丹参,功同四物"的说法。临床广泛用于治疗冠心病心绞痛,是各种活血化瘀药中使用最多的药物。丹参对心血管系统的影响是多方面的。它能有效改善垂体后叶素所引起的实验动物急性黏度,减少血小板聚集,抑制血栓形成,有抑制凝血及促纤溶作用,还可解除微血

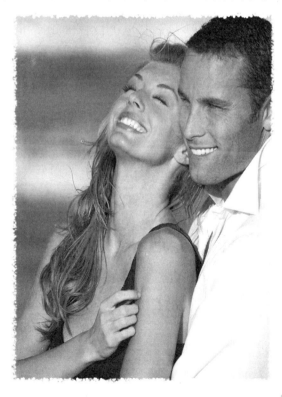

管痉挛。丹参还有轻度扩张冠状动脉及开放冠状动脉侧支循环的作用，能减小实验动物缺血时心肌梗死范围，清除自由基，减轻缺血和心肌再灌注时脂质过氧化物的损伤。临床常用于冠心病心血瘀阻，以面色口唇爪甲青紫为主症的患者。

（3）川芎。味辛性温，归肝、胆、心包经。功能活血行气，通经止痛。主要有效成分是川芎嗪。据药理研究，川芎具有多种心血管药理作用。它可以扩张冠状动脉增加冠状动脉血流，可以降低心肌耗氧量，缩小实验性心肌梗死的范围，降低纤维蛋白原，降低血液黏稠度，抑制血小板聚集，有类似阿司匹林样作用，但没有阿司匹林的易引起消化性溃疡等不良反应。

（4）红花。味辛微温，归心、肝经。具有活血祛瘀、通络消肿之功效。其主要有效成分是红花黄色素。红花具有强心作用，可以降低心肌耗氧量，能减小心肌梗死范围，抑制血小板聚集，并有一定的血管扩张作用，可以降低外周血管阻力。临床针对心血瘀阻证，常配伍使用川芎、红花类药以通经活血。

（5）葛根。味甘、辛，性凉，归脾、胃经。有解肌退热，升阳透疹，生津止渴的功效。葛根素具有扩张冠状动脉、降低血压等药理作用，是近年来临床上治疗冠心病心绞痛的常用药物，临床患者出现背痛或颈项不适也常配伍应用葛根。

（6）当归。为伞形科植物当归的根，味甘、辛，性温。归肝、心、脾经。具有补血和血、调经止痛、润肠通便的功效。当归有降低血小板聚集及抗血栓作用。可对抗心肌缺血，显著增加冠脉血流量，降低心肌耗氧量，当归醇提取物具有类似奎尼丁样作用，显著延长心电平台期时间而具有抗心律失常作用。当归对心脏有抑制作用，并可扩张外周血管，降低血压。此外，当归可抗动脉粥样硬化，降低血脂，抗氧化，清除自由基。当归所具有的补血和血作用临床也常在心脾两虚的冠心病中配伍使用，以补血养心。

（7）枳实。本为理气药，味苦性微寒，归脾、胃经。具有行气化痰，散结消痞之功效。枳实具有一定的强心作用，可用来治疗冠心病等引起的心力衰竭。枳实的强心成分为羟福林和 N–甲基酪胺，通过兴奋 α 和 β 受体而起强心作用。枳实注射液具有升压、强心、利尿作用。能增加心脑肾血流量，可增强心肌的收缩力，明显改善心脏的射血能力，有较好的利尿作用。对皮肤和骨骼肌的血管则有收缩作用。针对临床冠心病患者所出现的心下痞满、食后脘腹胀闷之症，也常配伍应用枳实。

（8）赤芍。赤芍性苦，微寒。归肝、脾经。具有清热凉血、活血祛瘀的功效。主要含有赤芍精、芍药苷、没食子酸。赤芍可使心率减慢，心输出量减少，冠脉流量增加，血压下降，抗心肌缺血，通过抑制凝血酶、抗纤溶酶原、抗血小板聚集等，发挥抗血栓作用，并具有抗动脉粥样硬化、清除自由基、降血糖等作用。赤芍养血和血，入络破血行瘀，《别录》言赤芍能"通顺血脉，缓中，散恶血，逐贼血"，川芎辛香行散，温通血脉，上走下达，活血行气，行血之中以和血，行气之中以散郁，为血中之气药。两者相用，则行血而不破血，补血而不滞血，《本草汇言》谓"川芎，上行头目，下调经水，中开郁结，血中气药"，配伍组合，可除瘀血心痛。

（9）栝楼。性甘、微苦，寒。归肺、胃、大肠经。具有清热涤痰、宽胸散结、润燥清肠的功效。主要含有三萜皂苷、有机酸、树脂、糖类和色素。具有扩张冠状动脉、抗心肌缺血、改善微循环、抑制血小板聚集、耐缺氧、抗心律失常等作用,并具有抗衰老作用。栝楼涤痰散结,宽胸理气,调畅血脉,通达阳气,故能除胸中痰浊,散胸中瘀阻,常与薤白相伍,因薤白苦降辛散,辛散则助阳气以行,苦降则涤痰散瘀,并下行通阳调气以止痛。两药相用,涤痰之中能通阳,散瘀之中能通脉,走心窍而除痹症,兼疗痰中有瘀、瘀中有痰之胸痹。

治疗风湿性心脏病常用中成药有哪些

　　(1)属心阴亏损型宜滋阴养血,宁心安神,可服天王补心丹,朱砂安神丸。

　　(2)属心气不足型宜养心益脾,温阳补气,可服归脾丸,柏子养心丸。

　　(3)属心血瘀阻型宜通阳益气,活血化瘀,可服血府逐瘀丸,冠心苏合丸,复方丹参片等。

治疗肺源性心脏病可参考的药物有哪些

常用西药

　　(1)缓解期。提高机体免疫力药物如核酸酪素注射液(或过期麻疹减毒疫苗)皮下或肌内注射和(或)雾化吸入,每次2~4毫升,每周2次,或核酸酪素口服液10毫升/支,每日3次,3~6个月为一个疗程。气管炎菌苗皮下注射、免疫核糖核酸、胎盘脂多糖肌内注射、人参、转移因子、左旋咪唑口服等。

（2）急性期。按作用可分以下几类：

① 控制呼吸道感染。青霉素（肌内注射）、庆大霉素（分次肌内注射或静脉滴注）。如疗效不明显可考虑改用其他种类抗菌药物，如氨苄西林、羧苄西林、林可霉素等（肌内或静脉滴注），或羧胺苄青霉素（口服）。头孢噻吩、头孢羧唑、头孢哌酮（分次肌内注射）或头孢环己烯（口服）也可选用。但切不可轻易地频繁调换。

金黄色葡萄球菌感染可用红霉素加氯霉素；苯唑西林（苯唑青霉素）或头孢噻吩或头孢唑啉加卡那霉素或庆大霉素等。

铜绿假单胞菌（绿脓杆菌）感染，可用羧苄西林（羧苄青霉素）、磺苄西林（磺苄青霉素）、呋苄西林（呋苄青霉素）、哌拉西林（氧哌嗪青霉素）、头孢噻甲羧肟或加丁胺卡那霉素或庆大霉素等联合应用。

② 改善呼吸功能。肝素 25～100 毫克或肝素 50 毫克、山莨菪碱（654-2）10 毫克加于葡萄糖溶液中每日静脉滴注。

③ 控制心力衰竭。应用氢氯噻嗪、布美他尼（丁苯氧酸）、呋塞米（速尿）等排钾药物时，应补充氯化钾或加用保钾利尿剂如氨苯蝶啶或螺内酯（安体舒通）等。也可选用洋地黄类药（地高辛）、毛花丙苷（西地兰）或毒毛花苷 K（毒毛旋花子苷 K）、卡托普利等。

④ 血管扩张剂。酚妥拉明、硝普钠、硝酸异山梨酯（消心痛）、硝苯吡啶、多巴胺和多巴酚丁胺等药物均有一定疗效。

常用中成药

生脉注射液、黄芪注射液、参麦注射液、葛根素、川芎嗪、灯盏花注射液、丹参粉针剂等。

常用中草药

车前子、金钱草、党参、黄芪、沙参、麦冬、丹参、红花等。

治疗心肌炎可参考的药物有哪些

常用西药

（1）门冬氨酸钾镁片。电解质补充药。适用于心肌炎后遗症、低钾血症、慢性心功能不全等各种心脏病，以及慢性肝炎、肝硬化、胆汁分泌不足和肝性脑病等疾病的辅助治疗。改善洋地黄中毒引起的心律失常、恶心、呕吐等中毒症状。

（2）辅酶 Q10 片。用于心血管疾病，如病毒性心肌炎、慢性心功能不全等。

（3）依诺肝素钠注射液。预防静脉栓塞性疾病（防止静脉内血栓形成），尤其与某些手术有关的栓塞，用于血液透析体外循环中，防止血栓形成，治疗深静脉血栓形成、急性不稳定性心绞痛及非 Q 波心肌梗死，与阿司匹林同用。

其他常用于治疗肺源性心脏病的西药还有比索洛尔（康可）、盐酸曲美他嗪、泛癸利酮（能气朗）、门冬氨酸甲镁片、美西律、金刚烷胺、玛啉胍、维生素 C、肌苷、环化腺苷酸（cAMP）、极化液、糖皮质激素、氢化可的松等。

常用中成药

（1）荣心丸。益气养阴，活血化瘀，清热解毒，用于病毒性心肌炎、心肌损伤等症。

（2）心达康片。补益心气，化瘀通脉，消痰运脾。用于心气虚弱、心脉瘀阻、痰湿困脾所致心慌、心悸、心痛、气短胸闷、血脉不畅、咳累等症。

（3）心肝宝胶囊。补虚损，益精气，保肺益肾，扶正固本。用于房性、室性期前收缩（早搏），心动过速、心动过缓，增强机体免疫力。

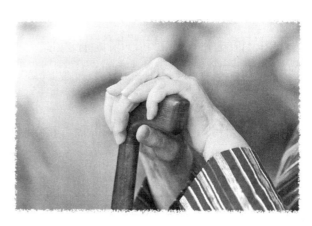

治疗心绞痛可参考的药物有哪些

常用西药

（1）亚硝酸异戊酯。疗效相当可靠，正确的使用方法：当心绞痛发作时，速将装有药的小玻璃安瓿放在手帕中间，隔着手帕用力把安瓿掰破，立刻会闻到像香蕉似的气味从手帕中挥发出来。这时切忌立刻把手帕捂在鼻子上猛吸，而应放在离鼻子 60～90 厘米处，缓缓吸入，待气味渐淡时，再逐渐捂近鼻子吸入。一般多在吸入后 30 秒后见效。

（2）阿替洛尔（氨酰心安）。系 β 受体阻滞剂，通过减慢心率和抑制心肌收缩力，减少心肌耗氧来控制心绞痛。个别患者含硝酸甘油不能缓解心绞痛时，可加用小剂量该药

（3.125～6.25毫克），比单独用硝酸甘油效果好，且不良反应小。

（3）硝酸甘油。是疗效确切的抗心绞痛药物。正确的使用方法是：开始应用小剂量，如0.15毫克或0.3毫克舌下含服。用药时，应取坐姿，因站立时可能产生直立性低血压昏倒，而平卧因回心血量增加使作用缓慢。如服1片不能缓解，5分钟后可再用1次，如连用3片仍无效，应考虑心肌梗死，宜请医生诊治。

（4）硝苯吡啶。为钙拮抗剂，能降压和直接扩张动脉，尤适用于有高血压的心绞痛患者。发作时可口含或口服10毫克，若服后仍有头痛，颜面潮红，心慌等症状，可同服阿替洛尔（氨酰心安）（3.125～6.25毫克），即可减少上述不良反应。

常用中成药

（1）苏合香丸。能增加冠状动脉血流量，而缓解心前区疼痛及胸闷、憋气等心绞痛急性发作，奏效迅速。本品为传统名贵中成药，功能芳香开窍，理气止痛。每次1丸，温开水送服。

（2）速效救心丸。该药属于活血理气之药，可以缓解冠心病的心绞痛，用于治疗胸闷、憋气、心前区疼痛。每日3次含服，每次服4～6粒，急性发作时可服10～15粒。一般在5分钟内心绞痛得到缓解。

（3）冠心苏合丸。根据苏合香丸改制而成。由苏合香、乳香、檀香、青木香、冰片、朱砂、白蜜组成，制成小蜜丸。也是一种理气宽胸开痹之药，1次1丸，每日服3次，含服或嚼服。可以用于心绞痛、胸憋、胸闷、心前区疼痛等。

（4）宽胸气雾剂。属芳香温通的雾化吸入剂，系由檀香、荜茇、良姜、冰片、细辛挥发油组成,该药有使心绞痛迅速缓解的效用,与国产硝酸甘油片口含效果基本一致。

(5)苏冰滴丸。属于芳香开窍理气药,由苏合香脂、冰片组成,每日含或吞服,每次2~4粒,可以较快地缓解心绞痛,治疗胸闷气短等。

(6)冠心二号片。由丹参、赤芍、川芎、红花、降香组成,该药能理气活血止痛,有强心及扩张血管的作用。每次服用5片,1日2次,该方可以较长时间服用,一般没有不良反应。不属于速效药物。

(7)复方丹参注射液(1毫升内含有丹参、降香各1克)。有扩张冠状动脉、减慢心率、轻度增加心肌收缩力的作用,很少有不良反应。

(8)丹参片。具有扩张冠状动脉,增加血流量、耐缺氧、增强心肌收缩力、减慢心率作用。若能连服1~2个月,则效果更佳。此药尚有滴丸等剂型。口服制剂有复方丹参片及复方丹参滴丸。可以较长时间应用,该药亦不属于速效药物。

(9)毛冬青片。有扩张冠状动脉、增加冠状动脉血流量、降低心肌耗氧量等作用。起效缓慢,但药效持久。适用于冠心病引起的心绞痛、胸闷等。1日3次,每次4~5片。

(10)麝香酮片。是麝香的主要成分,具有扩张冠状动脉,增加血流量的作用。在治疗心绞痛时,可用其片剂舌下含服,或用气雾剂吸入,约5分钟见效。

(11)黄杨宁片。具有降低心肌耗氧量,改善心肌缺血等作用,可用于治疗心绞痛。少数患者服用后,有轻度头晕、恶心、腹泻、皮疹及四肢麻木等不良反应,但短期内会自行消失。

（12）心血康。具有活血化瘀、行气止痛等功效。能扩张冠状动脉，增加血流量，降低心肌耗氧量，改善心肌缺血，从而缓解心绞痛。虽在服用初期可有晕、口干、胃肠道不适等不良反应，但能耐受并逐渐减轻，不必停用。

（13）三七冠心宁。由五加科植物三七经提取有效成分加工制成的口服片剂。可扩张冠状动脉，增加冠状动脉血流量，降低周围血管阻力及主动脉内压力，减慢心率和心肌耗氧量，抑制血小板聚集，降低血液黏度及血浆胆固醇浓度。适用于冠心病心绞痛及血脂异常。每次 1～4 片（每片 100 毫克），每日 3 次，饭后服，1～6 个月为 1 个疗程。少数服用者有口干、恶心、胃部不适、头痛，偶有红细胞、血小板减少，减量或停药后消失。

（14）川芎嗪。为伞形科植物川芎成分之一。可扩张小动脉，增加冠状动脉血流量，抗血小板聚集，改善微循环和脑血流量，对心功能有改善作用。适用于冠心病心绞痛、闭塞性血管疾病、脑血栓形成及脉管炎等。片剂，每次 2 片（每片 50 毫克），每日 3 次，饭后服，1 个月为 1 个疗程。口服后偶有胃部不适、口干、嗜睡等；禁用于脑出血或有出血倾向者。

（15）心乐片（大豆总黄酮片）。由豆科植物大豆提取物大豆苷、大豆苷元（大豆素）、丁香酸等加工制成的口服片剂。可明显增加冠状动脉血流量和脑血流量，且可降低心率、心肌收缩力和血压，改善心肌供氧。适用于治疗轻型冠心病引起的心绞痛，心前区不适和高血压病所致的头晕、头痛、失眠、肢体麻木症状。每次服 2～3 片（每片 50 毫克），每日 3 次。多数患者用药后心率减慢。

（16）心通口服液。由黄芪、麦冬、丹参、海藻等中药经科学方法配制成的口服液。具有益气养阴、活血化瘀、软坚化痰、标本同治的功能。适用于冠心病、心绞痛、心肌梗死（胸痹心痛、气阴两虚）。每次口服 10～20 毫升（每支 10 毫升），1 日 2～3 次，4 周为 1 个疗程。无明显不良反应。

（17）山海丹。由人参、三七、山羊血、海藻、灵芝、葛根等中药制成。能扩张冠状动脉，增加冠状动脉血流量，改善心肌耗氧状况，可明显减轻或消除心绞痛及心前区闷胀或紧压感；减轻或消除心律失常；降低三酰甘油；有调节中枢神经系统、内分泌及免疫系统功能等作用。用于冠心病、心绞痛、脑血管疾病、肺源性心脏病、糖尿病等。每次 4～5 粒（每粒 0.5 克），1 日 3 次，饭后 30 分钟口服，3 个月为 1 个疗程。部分患者有口干等不良反应。

（18）营心丹。由人参、大黄、蟾酥、冰片等多种中药制成的口服微丸剂。有加强心肌收缩力，减慢心率，提高心肌抗缺氧的作用，抑制血小板聚集和血栓形成。具有养心通脉、镇静安神功能。适用于冠心病、心绞痛。少数患者用药后可有口干、舌麻、皮疹、恶心、上腹不适、便秘等不良反应，个别患者有一过性氨基转移酶升高。

（19）地奥心血康。由我国特有药用植物中提取的甾体总皂苷精制而成。有调节心脏血流动力学、减轻心脏负荷、减慢心率、减少心肌耗氧量作用，且可增加冠状动脉血流量，扩张周围血管，降低血压，改善末梢循环。适用于预防和治疗冠心病、心绞痛、心律失常，高血压病及血脂异常以及瘀血内阻之胸痹、眩晕、心悸、胸闷、气短等症。少数患者用后可有头痛、头晕、恶心、食欲减退等，长期服药可自行消失。

（20）舒心口服液。为纯中药制剂，具有补益心气、活血化瘀、改善心脏功能的作用。可调整冠状动脉紧张度,扩张冠状动脉,增加其血流量,改善心肌供氧,减少心肌梗死面积,还具有抗血小板聚集,降低胆固醇作用。适用于冠心病、心肌梗死、心绞痛、心律失常以及由上述病变引起的胸闷、胸痛、心悸、气短等。口服,每次 1 支(每支 20 毫升),每日 2 次。无不良反应。孕妇慎用。

(21)麝香保心丸。由麝香、苏合香脂、蟾酥、牛黄、肉桂、冰片及人参提取物制成。具有芳香开窍、温通经脉和益气强心、理气止痛作用。苏合香脂和冰片可减慢实验犬心肌梗死时心率,改善冠状动脉血流量及降低心肌耗氧量;麝香可减慢麻醉犬心率、血压;肉桂可扩张冠状动脉;蟾酥、牛黄有增加心肌收缩力的作用。适用于冠心病、各型心绞痛、心肌梗死所致的胸闷、气短、心悸等症。

(22)瑞番素(祖司麻甲素,瑞香内酯)。由瑞香科植物长白瑞香提取(已可人工合成)。有扩张冠状血管,增加冠状动脉血流量,减少心肌耗氧量,改善心功能,扩张周围末梢血管,抑制血小板聚集和抗血栓形成的作用;还具有镇静、镇痛、消炎、抑菌作用,适用于冠心病、心绞痛、血栓闭塞性脉管炎。偶有食欲减退、恶心、呕吐及精神委靡等,有出血倾向、血液疾病和孕妇慎用。

治疗心力衰竭可参考的药物有哪些

常用西药

(1)利尿剂。常用的包括氢氯噻嗪(双氢克尿噻)、呋塞米（速尿）、布美他尼（丁脲胺）等，这类药主要是通过增加患者的尿量，降低心肌负荷来缓解患者的症状。

（2）血管紧张素转换酶抑制剂。包括卡托普利、依那普利、西那普利、苯那普利、雷米普利等。这类药物不但疗效肯定，而且安全性好，目前广泛地应用于心力衰竭的治疗，它不仅能缓解患者症状，而且能延缓病情发展，改善患者的长期预后。

（3）洋地黄类正性肌力药物。目前应用的主要是地高辛，它具有增强心肌收缩力的作用。这类药在有症状的心力衰竭患者中很常用，在过去几十年中也是治疗心力衰竭的主要用药。但该类药物安全性较差，个体差异大，服药必须在医生严格指导之下进行。

（4）β受体阻滞剂。是目前很受重视的一类药物，包括卡维地洛（达利全）、美托洛尔（倍他乐克）、比索洛尔（康可），等等。这类药物主要是通过抑制体内去甲肾上腺素的作用而发挥疗效，长期应用能显著地改善患者的症状，降低心力衰竭患者的病死率，提高患者的生活质量。所以，此类药物目前已用得越来越多。但需注意的是，这类药物具有抑制心肌收缩和延缓心肌传导的作用。所以，心功能不全的患者应用此类药物时，应在有经验医生的指导下，在利尿、扩血管、强心治疗的基础上进行。心力衰竭发展到不同阶段的患者，其用药也不同。对于一个心力衰竭的患者，其治疗通常选用利尿剂和血管紧张素转换酶抑制剂。如果早期患者病情较严重或心力衰竭症状比较明显时，要合并使用洋地黄类正性肌力药物。在使用上述三类药物病情得以控制和稳定后，才能加用β受体阻滞剂，从而长期改善患者的症状和预后。

常用中成药

补益强心片、参麦注射液。

治疗心肌梗死可参考的药物有哪些

常用西药

（1）阿司匹林（小剂量长期服用）、血管扩张剂硝酸甘油静脉滴注，在低血压、低血容量或心动过速时慎用。

（2）β受体阻滞剂，宜用于血压高、心率快、ST上升明显、胸痛者。禁用于心力衰竭、低血压及缓慢型心律失常。

常用中成药

丹参、血塞通、银杏叶片、麝香保心丸、参桂胶囊和冠心苏合口服液。

有治疗功效的中草药

黑萝卜、三七、假叶树、白屈菜、蒲公英、茴香、银杏（白果）、山楂果、蛇麻草、木贼、爱尔兰苔、山梗菜、香芹、红苜蓿、玫瑰实，它们都对心肌梗死的治疗具有辅助功效。

心脏肿瘤的
了解与治疗

心脏肿瘤和其他肿瘤一样，通常分为原发性与继发性。从性质上分，又可分为良性与恶性，其次是从其他肿瘤转移而来,称之为心脏转移性肿瘤。

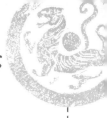

什么是心脏肿瘤

顾名思义，心脏肿瘤就是发生于心脏部位的瘤体。该病颇为少见，其中原发性肿瘤更为罕见，转移性肿瘤为原发性肿瘤的 20～40 倍。原发性心脏肿瘤大多为良性，其中又以心房黏液瘤居多数。

心脏肿瘤分哪些类型

心脏肿瘤和其他肿瘤一样，通常分原发性与继发性。从性质上分，又可分为良性与恶性，其次是从其他肿瘤转移而来，称之为心脏转移性肿瘤。在所有心脏肿瘤中，约有 70% 为良性肿瘤，大多数经手术可以治愈。良性心脏肿瘤中，近一半以上为心腔黏液瘤，其他良性心脏肿瘤有脂肪瘤、血管瘤、纤维瘤、错构瘤和畸胎瘤等。黏液瘤多发生于左心房腔，占心脏黏液瘤总数的 75% 左右，其次为右心房黏液瘤，只占 20% 左右，心室黏液瘤和多发性心腔黏液瘤则极为少见。心脏原发性恶性肿瘤十分少见，通常有恶性血管内皮瘤、横纹肌肉瘤、恶性间皮瘤和纤维肉瘤等。

心脏肿瘤的共同症状是怎样的

（1）全身表现。心脏肿瘤可产生广泛的非心脏性全身表现：发热、恶液质、全身不适、关节痛、雷诺现象、皮疹、杵状指、发作性古怪行为、全身及肺栓塞。实验室检查可有高球蛋白血症、红细胞沉降率（血沉）加快、贫血或多血质、血小板增多或减少以及白细胞增多。心脏肿瘤的这些表现可能与肿瘤

心脏病的治疗与调养

的产物、肿瘤坏死或免疫反应有关。

（2）栓塞现象。系心脏肿瘤表面碎片或血栓脱落引起栓塞的临床表现。栓塞的分布视肿瘤部位和心内是否存在血液分流而定。来自左侧心脏的瘤栓可产生体循环动脉栓塞。内脏栓塞可导致各器官梗死、出血和血管瘤。中枢神经系统栓塞可引起一过性脑缺血发作、脑梗死、癫痫、昏厥。肢体动脉栓塞，造成该动脉所供给的组织缺血性损害。右侧心脏肿瘤和部位接近由左向右血液分流处的左侧心脏肿瘤可产生肺栓塞，反复肺栓塞可导致肺动脉高压，甚至造成肺源性心脏病。右心房和右心室肿瘤通过阻碍血液流经右房室瓣（三尖瓣）和肺动脉瓣能引起右心房或右心室高压，并可通过未闭的卵圆孔或房间隔缺损形成右向左分流，从而引起全身缺氧，发绀和杵状指。

（3）心脏表现。心脏肿瘤本身所致的症状和体征可有胸痛、昏厥、充血性左心和（或）右心衰竭、瓣膜狭窄或关闭不全、心律失常、传导障碍、心内分流、缩窄性心包炎、血性心包积液或心包填塞。由于心脏表现常呈非特异性，并且可能很轻微、甚至缺乏，以致心脏肿瘤的全身表现有时可误诊为结缔组织血管病变、感染、或非心脏性恶性肿瘤。至于心脏肿瘤的特异性体征与症状则通常与其解剖部位和组织学类型有关。

什么是心脏黏液瘤

心脏黏液瘤约占良性原发性心脏肿瘤的50%。发病年龄为30～50岁，性别无明显差异。

心脏黏液瘤的特点是什么

临床上，常有血流受阻和栓塞症状。该瘤多发生于左心房（约占 75％），发生于右心房的只占 20％左右，发生于心室者只占 5％。肿瘤大小不等，呈息肉状或绒毛状。切面呈灰白色半透明胶冻状，质软易碎。光学显微镜下，黏液瘤细胞呈星芒状或梭形，核呈卵圆形或梭形。瘤细胞稀少，分散或三五成群在一起，分布于大量黏液样基质中，基质内富含蛋白多糖。许多学者认为该瘤来源于心内膜下的多能性原始间叶细胞。

心脏黏液瘤患者会出现哪些症状

心脏黏液瘤的临床表现复杂多样，主要取决于瘤体的位置、大小、生长速度、瘤蒂的长短，以及是否发生脱落、出血、坏死等。总的说来，可归纳为以下 3 大表现：

（1）血流阻塞现象。左心房黏液瘤最常见的临床症状是由于房室瓣血流受阻引起心悸、气急等，与风湿性左房室瓣（二尖瓣）病变相类似。体格检查在心尖区可闻及舒张期或收缩期杂音，肺动脉瓣区第二音增强。瘤体活动度较大的病例，在患者变动体位时，杂音的响度和性质可随之改变。右心房黏液瘤造成右房室瓣（三尖瓣）瓣口阻塞时可呈现颈静脉怒张、肝肿大、腹水、下肢水肿等与右房室瓣（三尖瓣）狭窄或缩窄性心包炎相类似的症状。体格检查在胸骨左缘第 4、5 肋间可闻及舒张期杂音。移动度较大的黏液瘤如突然阻塞房室瓣瓣孔，患者可发作昏厥、抽搐，甚或引致猝死。

（2）全身反应。由于黏液瘤出血、变性、坏死，引起全身免疫反应，常有发热、消瘦、贫血、食欲不振、关节痛、荨麻疹、无力、红细胞沉降率增快,血清蛋白的电泳改变等表现。

（3）动脉栓塞。少数病例(15%)出现栓塞现象,如偏瘫、失语、昏迷;急性腹痛(肠系膜动脉栓塞);肢体疼痛、缺血(肢体动脉栓塞)等。有的病例在摘除栓子经病理检查后才能明确诊断。

什么是心脏横纹肌肉瘤

心脏横纹肌肉瘤多发生于15岁以下儿童人群中,约有50%的病例伴有结节性硬化。

心脏横纹肌肉瘤的特点是什么

临床上,肿瘤小者可无症状,大者可向心腔突起,引起阻塞症状,多发性肿瘤常引起严重的充血性心力衰竭。肉眼观察,肿瘤多位于左、右心室的心肌内,常为多发性,直径数毫米至数厘米不等。光学显微镜下,瘤组织疏松,细胞较大(直径可达80微米),呈卵圆形。胞质空泡状,富含糖原,核居中,核仁明显。核周围的胞质呈疏网状,细胞形似蜘蛛,故有蜘蛛细胞之称。目前认为本瘤是一种源自胚胎心肌母细胞的婴儿错构瘤。

心脏横纹肌肉瘤患者会有哪些症状

心脏横纹肌肉瘤的发病年龄多为30～40岁,男女发病率大致相当,一般病史较短。临床表现主要根据肿瘤的部位和心脏内梗阻的情况而定。早期患者都是经常出现发热、厌食、全身不适、体重减轻等恶性病症的症状。当肿瘤发展到一定程度时，则可相继引发心脏杂音、胸痛、胸腔积液、呼吸困难及全身各脏器的栓塞，其中以心肺栓塞和脑栓塞最多见。当肿瘤影响心输出量时，则会出现相应的症状，如气短、胸痛、充血性心力衰竭等。典型的表现为进行性的不能解释的充血性心力衰竭，尤其是右心衰竭、心包积液、晕厥、心律失常、腔静脉阻塞症和猝死等，常伴有心包积液和胸腔积液。由于发生于右心房横纹肌肉瘤较多见，其症状和体征易与右心房黏液瘤混淆。主要临床表现为右心衰竭，系外周血回流受阻所导致的腔静脉受压、阻塞，可出现上、下肢水肿及肝脾肿大。由于肉瘤生长迅速并向心肌浸润，阻塞心脏血流或远处转移而引起死亡。死亡从出现症状到数周至数年。据病例统计，大约有 75% 的心脏肉瘤是从远处转移而来。常见转移的部位为肺、胸部淋巴结、纵隔和直肠，其次是肝脏、肾、肾上腺和骨骼等。

什么是心脏纤维瘤

心脏纤维瘤多见于婴儿和儿童中，可引起患者左、右心室流出通道阻塞症状及充血性心力衰竭。肉眼观察，肿瘤多位于左心室或室间隔内，多为单体，大小不一，直径有时可达10 厘米左右。显微镜下，与其他部位的纤维瘤相似。

什么是心脏转移性肿瘤

根据病例，其他部位恶性肿瘤转移至心脏者很少见，但也有医学家认为，如果仔细检查也并非少见。心脏转移瘤中以恶性黑素瘤最多。心脏转移瘤可从邻近器官的恶性肿瘤蔓延而来，如支气管癌、胃癌、食管癌和纵隔肿瘤等，但大多系经血道转移而来。

怎样能早期发现心脏肿瘤

一般来说，心脏肿瘤和其他心脏病的症状基本上是一样的，没有太大的差别，主要通过症状来发现，比如说胸闷、气短、水肿，就和瓣膜病变和冠心病一类心脏病基本上没有什么大的区别。最主要的就是早期有一个警惕信号，比如感到胸闷气短，活动时身体不舒服，就需要到医院去检查，对心脏肿瘤的最主要检查手段，就是超声心电图，这是非常关键的检查，此外在有条件的情况下，做计算机体层摄影（CT）检查。

心脏肿瘤对人体会产生哪些后果

心脏肿瘤对人体的危害是相当大的，主要是表现在以下3个方面：

心脏是维持血液循环的一个动力系统，全身的静脉血经过上下腔静脉，回到右心房，右心房的血经过右房室瓣（三尖瓣）到右心室，右心室作为一个动力泵把这个血泵到肺的循环里，经过呼吸把静脉血变成动脉血，经过肺静脉回到左心房，经过左房室瓣（二尖瓣）再进入左心室，左心室作为一个主泵，再泵到全身，这样维持全身的血液循环。那么第一大方面就是瘤体会阻塞心脏血流。

心脏的肿瘤组织生长比较松散，很脆弱，肿瘤生长在心脏里,所以血液不断地冲击这个肿瘤,很容易脱落,脱落之后就会引起栓塞,最主要的是左心系统,从左心室出来的栓塞,最主要的是脑栓塞、肾栓塞,这也是很重要的。右心系统的栓塞主要是肺动脉栓塞。

免疫反应。因为肿瘤是一个衣原体组织,肿瘤的内部很容易出血坏死,从而产生一些毒素。如果这些毒素释放到血液循环中,通常会引起白细胞的改变,使凝血机制发生改变,同时血红蛋白也会有所改变。此外,这些毒素还会引起炎症反应,患者可能会有发热、皮疹等症状。

原发性心脏恶性瘤后果是怎样的

原发性恶性心脏肿瘤几乎均为肉瘤,组织学上主要分为两种类型:

（1）梭状细胞肉瘤。常见的有血管肉瘤、横纹肌肉瘤、纤维肉瘤和黏液肉瘤等。

（2）圆状细胞肉瘤。常见的有网状细胞肉瘤和淋巴细胞肉瘤等。除肉瘤以外,其他有间皮瘤、恶性淋巴瘤、恶性畸胎瘤、恶性间叶瘤和内皮瘤等。在成人,主要为血管肉瘤,约占1/3,其次是横纹肌肉瘤和纤维肉瘤等。在儿童主要是恶性畸胎瘤和横纹肌肉瘤,其次是纤维肉瘤和神经源性肉瘤。

肿瘤可位于任何心腔,但多起源于右心系统,发生于右心房者占半数以上。可起源于心脏各层,但起源于心内膜或心包膜者,远多于心肌,但均很快会浸润心脏全层。有的肿瘤向心腔内生长,多数基底较宽,少数有蒂,可阻塞右房室瓣（三尖瓣）口造成血流梗阻征象,或阻塞上腔或下腔静脉入口。形成腔静脉阻塞综合征,有的肿瘤向心腔外生长,侵犯心外膜,可引起血性心包积液。起源于心肌的肿瘤可同时向心腔内外生长,易引起心律失常。原发性恶性心脏肿瘤的预后极差,首次出现症状后6~9个月可致患者死亡。放疗与化疗的效果均不佳。

怎样治疗心脏黏液瘤

心脏黏液瘤的治疗原则是什么

心腔黏液瘤虽属良性,但如切除不彻底,可导致术后复发。其次,如果术中操作不慎,使瘤体碎片脱落,术后即可引起体循环栓塞。鉴于以上情况,目前对心腔黏液瘤手术治疗,通常主张在体外循环直视下完整切除瘤体和瘤蒂附着处的房间隔卵圆窝组织。为了避免术中可能产生瘤体碎片,脱落在切除瘤体后心脏各腔室,通常都用大量生理盐水进行冲洗,同时细心察看各房室腔情况有无多发性黏液瘤的存在,并察看房室瓣及瓣环有无扩大情况。对个别的黏液瘤患者可能会引起瓣膜损伤或瓣膜出现黏液样变性,有时需要进行附加瓣膜成形术、瓣环环缩术或人工瓣膜置换手术,以免术后存在瓣膜关闭不全现象的发生。心房切口选择可采用右心房或经房间沟左心房切口或者双心房切口当瘤体较大时以采取双侧心房切口为宜。

心脏黏液瘤术后可能会出现哪些并发症

除一般体外循环手术可能产生的并发症外,心腔黏液瘤术后最常见的并发症为：

（1）心律紊乱和房室束传导阻滞。一般来说均为短暂性，通过利多卡因静脉滴注治疗室性期前收缩，短暂的完全性房室传导阻滞用异丙肾上腺素静脉滴注维持心率，必要时安置经静脉心内临时起搏待恢复窦性节律后拔除起搏导线。

（2）体循环栓塞。常为瘤体碎片脱落所致脑部主要血管栓塞可引起脑组织缺氧、水肿和坏死，患者昏迷不醒甚至死亡。身体其他重要脏器血管栓塞在扩张血管药和抗凝治疗无效情况下应采取切开血管取栓手术。

怎样治疗原发性恶性心脏横纹肌肉瘤

原发性恶性心脏肿瘤主要为肉瘤类肿瘤，其中包括黏液肉瘤、横纹肌肉瘤、淋巴肉瘤和恶性血管瘤等。其中，以横纹肌肉瘤为多见。

心脏横纹肌肉瘤的发病特点是什么

这类肿瘤发病年龄较年轻，肿瘤发生在心房腔者比心室腔略为多见。由于心腔内肿瘤可引起心脏腔室的梗阻，并产生相应的症状和体征，心脏肌肉广泛地被肿瘤组织所替代，可导致心肌收缩无力，从而产生心力衰竭。当肿瘤细胞浸润至心脏传导系统时，可引起心律紊乱或者房室束或其束支传导阻滞，并引起患者突然死亡。如果肿瘤累及心外膜或心包时，可产生血心包和心包填塞征。由于心脏恶性肿瘤与良性肿瘤术前两者难于区别，一般常在术后切除肿瘤标本中，才能得到准确的病理诊断。心脏恶性肿瘤由于术中难以达到彻底根治，故手术后局部肿瘤复发机会很大，或发生身体重要器官的远处转移而导致死亡。

心脏横纹肌肉瘤术后可能会产生哪些并发症

心脏恶性肿瘤由于术中难以达到彻底根治的目的，故手术后局部肿瘤复发机会很大，或发生身体重要器官的远处转移而导致死亡。此外，对于原发性恶性心脏肿瘤的治疗，近些年来也有专家趋向于积极手术，切除较小而局限的肉瘤、右心房肉瘤切除和补片修补，或同时进行右房室瓣（三尖瓣）更换，这样可以缓解症状和延长生存时间。

心脏肿瘤手术要面临哪些风险

（1）手术中必须让心脏停止跳动，心脏停跳意味着生命的终止。

（2）切除长在心脏壁上的肿瘤，就要切除一部分心脏组织，切多少合适目前尚无参考标准。

（3）切掉一部分组织后留出的空洞用什么来填补。

（4）即使用特殊材料修补好心脏，心脏是否还可正常跳动等。

（5）肿瘤切除后安装心脏起搏器的目的，主要是为了维持正常的手术以后患者的血流，维持患者的血压，心输出量。因为一旦窦房结切除后，心跳过慢将造成大脑和全身的血供不足，所以必须安装心脏起搏器来解决这一问题。

心脏肿瘤术后须注意哪些事项

（1）要随时观察。随时注意患者症状有没有发生变化。

（2）要定期观察，定期复查。由于超声是最好最简便无创伤的检查，所以要定期做。在术后 3 个月、6 个月要连续检查，以后每年都要复查。

（3）为防止患者发生心跳慢，所以术后通常都要为患者安装心脏起搏器。起搏器一旦安装在体内，今后假如患者患了其他疾病，磁共振成像检查是一定要避免的。另外，患者也不能到电磁场非常强烈的地方，以避免对机体造成损害。

（4）患者术后需定期复查。由于心脏肿瘤跟其他肿瘤不一样，有良性和恶性之分。即使是良性肿瘤，手术中虽然清除干净了，但仍有一定的复发率，因此需要患者定期到医院里检查，才会清楚肿瘤有没有复发，以便及时采取措施。

心脏病的治疗与调养

各种心脏病患者的
保养与保健

当天气突然变寒冷时，应随时增添衣服以防受寒；夏季天气炎热、酷暑难当时，亦不可贪凉睡在当风之处，或睡中以风扇直接吹拂，或者露宿，因为人在入睡之后，阳气静潜，毛孔开放，风寒易乘虚而入。

风湿性心脏病患者的日常生活与保健

预防患风湿性心脏病平时应做到哪些

风湿性心脏病的预防，首先应着重预防风湿热的发生，去除心脏瓣膜病发病的诱因。即使瓣膜损害已经形成，也应积极控制和预防风湿活动，控制症状，改善心功能，以免病变加剧。

（1）防治链球菌感染。要注意居住卫生，对猩红热、急性扁桃体炎、咽炎、中耳炎和淋巴结炎等急性链球菌感染，应予积极彻底治疗，以避免风湿热的发作。风湿热的反复发作，会加重心脏瓣膜的损害。

（2）保持劳逸结合。适当的运动和体力劳动可增加心脏的代偿能力，没有出现呼吸困难等症状的患者，可以照常工作和生活，但是要避免剧烈的运动和重体力劳动。休息可以减轻心脏负担，是防治此病的必要措施。患者病情发作时要根据症状和医生的嘱咐，不同程度地限制体力活动，甚至完全卧床，直到心功能改善为止。

风湿性心脏病患者为什么要注意防风防寒

风湿性心脏病与风寒湿有密切关系，因此平时注意防范风寒入侵非常重要，尤其是身体虚弱的时候更应注意。当天气突然寒冷时，应随时增添衣服以防受寒；夏季天气炎热、酷暑难当时，亦不可贪凉睡在当风之处，或睡中以风扇直接吹拂，或者露宿，因为人在入睡之后，阳气静潜，毛孔开放，风寒易乘虚而入。夏日也不宜席地而卧（尤其是水泥地及砖石之地），以防凉气侵入经脉，影响筋骨。

近年来空调日益普及，长期待在空调房间内的人，因关节酸痛最后引发风湿性心脏病的不在少数，应该注意随着室内外温度的差异，出入时衣着随时增减。尤其是老年人更须注意，因为老年人对外界气温的调节能力、御寒防暑能力均较差，所以室内外温度不宜相差太大。

风湿性心脏病患者为什么还要警惕发生脑卒中

脑卒中即急性脑血管疾病，或称"中风"，包括脑血栓、脑出血、脑栓塞及蛛网膜下腔出血。而风湿性心脏病正是造成脑栓塞的主要原因之一，占 40%～90%，并容易复发，2 年内复发者占 30%，6 年内复发者占 50%。而且脑栓塞平均发病年龄较脑血栓形成低，其主要特征是在数秒或数分钟内症状发展到高峰，是所有脑血管疾病中发病最快的。

这是因为心脏赘生物或附壁血栓反复脱落，进入血液循环，引起了脑部血管阻塞；同时由于风湿性心脏病合并心功能不全，心脏输出量减少，脑灌注不足，脑部缺血，导致脑血栓形成。所以如果风湿性心脏病患者做心脏 B 超检查时查出心房、心室扩大或有附壁血栓，应尽可能在医院作溶栓治疗，以防栓子脱落发生脑卒中。

风湿性心脏病患者为什么在生活中要注意防潮湿

受潮湿多见于与水接触过频的人，即经常在潮湿环境中工作以及与水打交道的工作人员，这部分人员在工作完毕之后，应立即用干毛巾擦干身体，换上干燥衣服；外出突遭雨淋，衣衫尽湿者，应立即用干毛巾擦干身体，擦至皮肤潮红发热之后，再用温水洗净，换上干燥衣服，切勿刚脱下潮湿的衣服，马上用热水洗澡，这样会迫寒湿入侵体内；在夏季劳动后大汗淋漓时，亦不可马上用冷水冲洗或入池游泳，因为汗孔未闭，易使寒湿之气入侵。在寒冷地带，冬季外出双足受冻后，切勿立即用热水洗脚或用火烤。

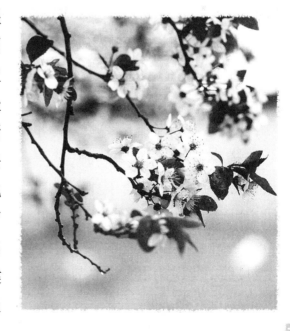

居所地势低而潮湿者，更应注意，平时可用石灰洒于墙边屋角，以吸收潮气；被褥在晴天宜经常暴晒，以去潮气；天晴时应打开窗户，以通风去湿。有条件者可垫高地基铺地板，向阳开门开窗则更好。在梅雨季节出现面浮、足肿或脾胃失健症状的患者，须服利湿退肿之剂，因为这种风湿较甚者如再遇外湿，则内外交结，更易成疾。

风湿性心脏病患者为什么要注意季节和气候变化

天气由寒冷向温暖转换时，万物复苏，微生物滋生，某些呼吸系统疾病发病率显著上升。与此同时，风湿性心脏病（简称风心病）患者也更容易发生病情反复，出现发热、咳嗽、咳痰，随之喘憋加重、不能平卧、水肿明显，重则可危及生命。

这些现象与风心病特点有关。风心病是风湿热（由某种链球菌感染及变态反应引起）的后遗症，其病变主要为心脏瓣膜狭窄、关闭不全造成血流不通畅及逆流，导致心脏某心房或心室扩大，同时肺脏瘀血，全身瘀血水肿。由于肺瘀血，风心病患者一旦感冒，很容易发展为肺部感染，且不易痊愈，而肺部感染又进一步加重心脏负担，使心力衰竭加重。

尽管抗生素的应用已使风湿热发病率降低，而且把它介入心脏病学的发展，使瓣膜性心脏病治疗有了很大进步，但相当多患者，特别是年老体弱者仍仅依靠药物治疗，且病情容易反复。

春天冷暖气流反复交替，早晚温差大，空气湿度低，易对呼吸道黏膜造成不良刺暖，受凉后很容易感冒。由于刚过冬天，人体免疫系统处于相对休眠状态，系统功能较低，特别是风心病患者，由于本身抵抗力低，更易发病。

另外，风心病患者，特别是年轻人，要警惕春季风湿热复发、反弹，表现为低热、关节痛、红细胞沉降率增速等。如出现以上情况，须及时去医院诊治，因为风湿热反复活动势必加重瓣膜病变。

风湿性心脏病患者在过性生活时应注意哪些问题

风湿性心脏病，尤其是左房室瓣（二尖瓣）狭窄的患者，纵然病变程度很轻，在性交过程中，肺部毛细血管的压力也会增加，从而引起呼吸困难和咳嗽。狭窄程度较重者，甚至可诱发心房颤动。因此，风湿性心脏病患者在性生活过程中应注意以下事项：

（1）病情好转、心功能良好的风湿性心脏病患者完全可以过正常的夫妻生活，但是频度不宜过密，活动度不宜过大，性交姿势以患病的一方采取下位为妥。部分患者可采取半卧位，以减轻心脏负担。

（2）当症状较明显、心功能较差时，为防止发生意外，应当停止性生活。

（3）重度左房室瓣（二尖瓣）狭窄、严重心律失常、有心力衰竭病史者不宜怀孕，如果已怀孕，应在 3 个月内终止妊娠。避孕措施以男方为主较为妥当。

（4）性生活时发生气急、胸闷，甚至咯血或呼吸困难，有可能因情绪激动而诱发心力衰竭，应立即停止房事，进一步诊治。

哪些女性风湿性心脏病患者可以或不宜妊娠

风湿性心脏病患者能否耐受妊娠、分娩和产褥期的负担，取决于风湿性心脏病瓣膜病变的种类、病变的程度、心功能状况、有无并发症、妊娠过程中血流动力学的演变及具体的医疗条件等多种因素。

哪些女性患者可以妊娠

心脏瓣膜病变轻，心功能Ⅰ、Ⅱ级的患者可以妊娠，并尽可能争取在年轻时生育，因为心脏代偿功能会随年龄增长而降低。

哪些女性患者不宜妊娠

（1）心功能Ⅰ、Ⅱ级左房室瓣（二尖瓣）狭窄的患者，由于妊娠后对心肺血液流动危害较大，故不宜妊娠。

（2）心脏病变重，心功能Ⅲ级以上，或虽为Ⅰ、Ⅱ级但过去有心力衰竭史，年龄在35岁以上者，或曾有妊娠、分娩时有心力衰竭史者再次妊娠易复发，故这些患者都不宜妊娠。

（3）风湿性心脏病有肺动脉高压、慢性心房颤动、高度房室传导阻滞，并发细菌性心内膜炎者，孕产期心力衰竭或休克发生率高，皆不宜妊娠。

因此，风湿性心脏病患者患病早期和年轻时是生育的最佳时机，越晚对病情的影响越大。育龄妇女最好在医生指导下选择恰当的受孕机会。

风湿性心脏病患者平时要注意什么

（1）预防感冒、扁桃体炎、牙龈炎等。如果发生感染可选用青霉素治疗；对青霉素过敏者可选用红霉素或林可霉素治疗。

（2）心功能不全者应控制水分的摄入，饮食中适量限制钠盐，以每日 10 克以下为宜，切忌食用盐腌制品。

（3）服用利尿剂者应吃些水果，如香蕉、橘子等。

（4）房颤的患者不宜进行剧烈活动。应定期到门诊进行检查；在适当时期要考虑行外科手术治疗，何时进行，应由医生根据具体情况决定。

（5）如须拔牙或做其他小手术，术前应用抗生素预防感染。

（6）注意休息，劳逸结合。避免从事过重的体力活动，但在心功能允许的情况下，可进行适量的轻体力活动或轻体力的工作。

心脏病的治疗与调养

肺源性心脏病的日常生活与保健

如何及时发现肺源性心脏病的病情变化

冷空气的刺激使呼吸道的抵抗力下降,容易引起呼吸系统感染,导致病情加重。肺源性心脏病患者及其家属,应准确地发现病情变化,从而使患者得到及时有效的治疗。

(1)痰色。无呼吸道感染时,无痰或只有白色泡沫样痰。一旦痰量增多,特别是出现黄色脓性痰,则表示有支气管或肺部感染,此时应服用抗菌消炎药物。

(2)脉搏。脉搏超过 100 次／分,表示有缺氧或心力衰竭;如果脉搏跳得不整齐,时快时慢,时强时弱,表示有心律失常,应请医生诊治,不宜自行处理。

(3)缺氧程度。可以根据皮肤颜色简单进行大致判定,无发绀,表示无缺氧或缺氧很轻;指甲、口唇和耳垂有发绀表示重度缺氧。中度以上缺氧建议住院观察治疗。

(4)肺功能判定。在休息时无明显呼吸困难,而从事较重体力活动时才感到呼吸困难,则说明肺功能较好;一般日常活动感到呼吸困难,表示肺功能较差;安静休息时也感到呼吸困难表示肺功能极差,此时最好住院治疗。

（5）用药。尿量减少合并水肿、不能平卧时表示心力衰竭，可适当服用利尿药和强心药。服用强心剂如地高辛和洋地黄毒苷等药物的患者，如出现恶心、呕吐，视物呈黄色或绿色，脉搏不整齐或变慢，每分钟低于60次，则是洋地黄中毒的表现，此时应立即停药并请医生诊治。

预防肺源性心脏病日常生活要注意哪些方面的问题

（1）加强锻炼，提高机体抗病能力，积极治疗支气管及肺部疾患，防治感冒。

（2）宜进食高热量、高蛋白且易消化的食物。有心力衰竭者应控制钠、水的摄入，忌烟酒。

（3）生活规律，顺应自然，秋冬季节转换时注意保暖，避免受风寒，诱发或加重病情。

肺源性心脏病患者的冬季保养要注意什么

肺源性心脏病（简称肺心病）是由慢性肺部疾病引起的右心衰竭，病根在肺，恶果却在心。冬季气候寒冷，是肺心病容易复发或病情加重的季节。因此，做好肺心病患者保健对安全过冬尤为重要。

（1）防止上呼吸道感染。肺心病急性发作多由上呼吸道感染诱发。因此，凡有肺心病或慢性支气管炎的患者，都应严防上呼吸道感染。平时要加强锻炼，多到户外空气新鲜的环境中进行呼吸运动，增加肺活量，增强机体免疫力；同时注意御寒，防冷空气刺激。

（2）保持呼吸道通畅。通气障碍是肺心病加重的主要因素，所以，必须设法保持呼吸道通畅。痰咳不出，会加重呼吸道阻塞；蒸汽的吸入有利于润湿呼吸道，稀释稠痰，以利咳出；或用吸痰器不断将痰液吸出，保持呼吸道通畅。

（3）家庭吸氧治疗。肺心病加重期的氧疗原则是：长期、持续、低浓度加温湿化吸氧。一般应每天持续 16 小时以上，持续 4 周，间歇应在白天，睡眠时不要间断。家庭吸氧可使肺心病病死率由 60％ 降至 20％，效果明显。

（4）减轻心脏负担。肺心病加重期有 25％～70％ 的患者发生心力衰竭，是肺心病死亡的重要原因。因此应想尽办法减轻心脏负担，保护好心脏。患者应绝对卧床休息；不能平卧，可取半坐位或前倾坐位，周围用被子垫好，使患者感到舒服，不疲劳。

（5）加强饮食调养。肺心病患者呼吸所消耗的能量要比正常人大 10 倍，又因内脏瘀血、水肿而食欲极差，吸收不佳。所以，多数患者营养不良、体重减轻，出现低蛋白血症，免疫力低下，容易导致感染，加重病情，以此形成恶性循环。因此，调节肺心病患者的饮食营养是十分重要的。应给患者以优质蛋白（蛋、奶、鱼等）、富含维生素、易消化的饮食；同时不要过度限盐，因为低盐可加重乏力、食欲不振，甚至恶心、呕吐，加重营养不良。

吸烟对肺源性心脏病患者会产生什么不良的影响

吸烟对人体健康的损害是人尽皆知的，它是肺心病等病的重要致病因素。一支烟中含尼古丁 5.15 毫克、氨 1.6 毫克、氰酸 0.03 毫克,烟雾中还含有 3%～6% 的一氧化碳。大量事实证明,尼古丁对呼吸系统、心血管系统的毒性很明显,它可以渗入肺部神经,影响呼吸系统的正常运行。吸烟时所产生的尼古丁和一氧化碳可加速动脉粥样硬化和血栓形成;促使儿茶酚胺和加压素分泌增多,使心率加快、心律失常。长此以往就会造成呼吸困难,肺部功能降低,从而导致肺心病。

吸一支烟会使身体出现哪些变化

研究表明,吸一支烟后,人体会发生如下变化:皮肤温度降低,毛细血管收缩,心率每分钟增加 5～20 次,由此可见,吸烟对人体的危害极大。然而,有许多烟民并不相信吸烟会对人体造成如此严重的伤害。有些"老烟枪"没有觉得身体有什么异常,其实这是因为这些人的身体对尼古丁已经有了一定的耐受性,所以一时没有发生急性中毒。但如果隐患一旦发作,则势不可当,身体可能在短期内就面临崩溃的危险。

戒烟是一个艰苦的过程,但为了健康着想,戒烟仍要从速。因为即使戒烟,身体要恢复到正常人的水平也还需很长时间。

戒烟后身体会发生怎样的变化

以下是一份报告,说明了烟民在吸最后一支烟后,身体恢复的时间数据:

（1）20 分钟后,血压降至此次吸烟前水平,脉搏恢复正常,手脚温度正常。

（2）8 小时后,血液中的一氧化碳含量降到正常,血中氧气含量升到正常。

（3）24 小时后，发生心脏病猝死的危险开始下降。

（4）48 小时后，神经末梢开始再生，嗅觉及味觉开始恢复。

（5）2 周至 3 个月后，循环获得改善，行走能力增强，肺功能可增加 30%。

（6）1~9 个月后，咳嗽、鼻窦充血、疲劳、气短等问题开始减轻，肺上皮细胞纤毛再生，黏液排除能力增强，感染减少，总的精力增加。

（7）1 年后，冠心病、肺心病等发病的危险已降到吸烟者的 50%。

（8）5 年后，原来每天吸一包烟的烟民此时肺癌死亡率下降近 50%；脑卒中发病危险在戒烟后 5~15 年时间会降到非吸烟者水平；发生口腔癌、喉癌及食管癌的危险降到吸烟者的 50%。

（9）10 年后，肺癌死亡率相当于不吸烟者、癌前细胞已被正常细胞取代；发生口腔癌、喉癌、食管癌、膀胱癌、肾癌及胰腺癌等的危险性下降。

（10）15 年后，发生冠心病、肺心病的危险与不吸烟者相同。

因此，吸烟者要彻底戒烟，甚至不要和吸烟者一起叙谈、下棋、玩牌等，被动吸烟对肺心病患者同样有害。

肺源性心脏病患者不可忽视口腔卫生

肺心病患者口腔中常有较多的有害细菌，会加大肺部感染的机会，导致肺心病的急性发作。因此，肺心病患者对口腔卫生千万不可掉以轻心，可常用银花藤熬水漱口刷牙，清除口腔内的致病源。

洗漱宜用温水并保持室内空气流通

过热或过凉的水都会刺激皮肤、口腔，引起皮下血管和咽喉部神经血管的收缩，从而影响患者的康复。通常，用以30～35℃的温水洗脸、漱口为宜。

此外，肺心病患者夜间睡眠时通常都会关闭窗户，夜晚室内空气流通不佳，积存的二氧化碳较多，不利于患者的康复。冬季时候，有的家庭会在卧室里烧炭火，由此导致的空气浑浊更加严重，尤其是缺乏排气管时。因此，出于对肺心病患者考虑，每天早上都应打开窗户，以换进新鲜空气。

肺源性心脏病患者的健身运动须遵循循序渐进的原则

肺源性心脏病患者的运动一定要从强度低的轻微柔和的运动开始。重症肺源性心脏病患者只能从散步开始，运动前数呼吸次数和脉搏，步行百步后再数，如果呼吸超过30次／分，脉搏超过100次／分，即为终止指标。坚持1周后，如果呼吸、脉搏减弱，再增加步行距离50步，如无不适，以后每周每次增加50步，直到每次步行1公里，没有任何不适。坚持数周后，考虑增加太极拳项目。第1周学5式，打两遍为止，查呼吸、脉搏有没有超标，没超标可以每日2次，维持1周；第2周每次增加一式，以后每周每次增加一式，直到学完24式。其他活动也要循序渐进、以此类推。

肺源性心脏病患者在运动前进行体检有什么好处

几乎所有的人在开始运动锻炼之前，都应该正规体检，然后由医生开出"运动处方"，按照各自的健康状况选择最合适的运动项目，规定运动时间和强度。这样做对呼吸系统慢性病患者更为重要。检查也能了解患者的肺活量、肺内血氧交换情况以及心肺功能等，从而能保证患者的健身运动安全和有效。

短暂缺氧性训练对慢性肺源性心脏病患者的好处

肺心病患者的显著特点是肺内氧气交换不足，难以提供充分的氧以保证"有氧运动"的锻炼。不过，进行短暂的"缺氧运动"可以增加体内二氧化碳蓄积，起到刺激呼吸、锻炼呼吸肌的作用。缺氧运动的指标就是在呼吸达到 30 次/分左右后，即不再增加运动量，使其从 30 次/分降至 20 次/分左右。这种适度的缺氧锻炼，对慢性肺心病患者有一定好处；但在急性发作期，不宜采用。

肺源性心脏病患者怎样锻炼自己的呼吸肌

呼吸肌的锻炼，可以改善心肺呼吸功能，减少呼吸困难的程度。每日锻炼 2 次，每次 10～20 分钟，只要坚持，一定会收到效果。具体方法如下：

（1）腹式呼吸。目的是放松高度紧张的呼吸肌，发挥腹肌的作用，增加膈肌的活动度，提高运动时的最大通气量，减少呼吸功和改善气体分布。横膈肌每下降 1 厘米，就可增加 250～300 毫升的空气，半年的锻炼，可以使横膈肌的活动增加 3～4 厘米，就可以增加 1 升左右的换气量。腹式呼吸的锻炼方法是采取立位（亦可坐位或仰卧位），一手放于前胸，一手放于腹部，以通过手感来了解呼吸运动情况。作腹式呼吸，吸气时尽量挺腹，胸部不动；气时腹部内陷，尽量将气呼出。呼吸须按节律进行，吸与呼时间比为 1：2 或 1：3。

（2）缩唇呼吸。用鼻吸气，用口呼气，呼气时口唇收拢，做吹口哨样，胸向前倾，要求深吸缓呼，不可用力。每分钟保持呼吸 7～8 次。缩唇呼气可增加呼气出口阻力，保持小气道压力，防止小气道狭窄陷闭，对降低动脉二氧化碳分压有益，是一种减轻气急和改善通气效率的有效方法。

为什么说游泳较适宜肺源性心脏病患者

经常游泳会增加肺活量和改善肺功能。对于肺心病患者来说，游泳是最适宜的运动。即使不游泳，仅站在没胸的水中，水压也会锻炼呼吸肌。夏秋游泳可明显减少冬季慢性肺源性心脏病的发作。当然有室内游泳条件者，能坚持一年四季游泳更好。

心肌炎患者的日常生活与保健

心肌炎患者日常要注意哪些问题

（1）患者应注意休息，有心脏扩大并有心功能不全者，应严格控制活动，绝对卧床休息，直至心肌病变停止发展、心脏形态恢复正常，才能逐步增加活动量。患者出现胸闷、胸痛、烦躁不安时，应在医生指导下使用镇静、止痛剂。

（2）饮食应为高热量、高蛋白质、高维生素食物，尤其是富含维生素 C 的食物，如山楂、苹果、橘子、番茄等。

（3）每日要注意测量体温、血压、脉搏、呼吸等生命体征。应及时给高热的患者降温，并进行口腔护理及皮肤护理。当

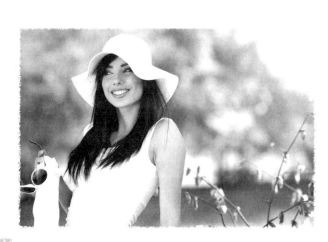

患者出现脉搏微弱、血压下降、烦躁不安、面色灰白等症状时，谨防由此导致的心源性休克。如出现此病症，应立即送往医院进行救治。

（4）心肌炎反复

发作的患者，长期服用激素，要注意观察毒性和不良反应，如高血压、胃肠道消化性溃疡及穿孔、出血等。心肌炎患者对毛地黄制剂极为敏感，易出现中毒现象，应严格掌握用药剂量。急性患者应服用大剂量维生素 C 及能量合剂，静脉滴注或静脉推注时要注意保护血管，控制速度，以防肺水肿。

（5）患者的居室应保持空气新鲜、流通，定期通风换气，但要避免患者直接吹风，防止感冒加重病情。冬季注意保暖。平素应加强身体锻炼，运动量不宜过大，可由小量到逐步增加，以患者不感劳累为度，可做些气功、太极拳、散步等活动。同时要避免以下活动：

① 避免长时间阅读、写作和用脑。

② 避免长时间会晤、交谈。交谈时不但消耗体力，更消耗脑力，故心肌炎和心肌病患者应注意控制交谈的时间。

③ 避免长时间下象棋、打麻将、看电视等娱乐活动。无论什么活动，只要出现疲劳，心肌炎和心肌病患者都应该中止活动，立即休息。

心肌炎患者应怎样饮酒

（1）可适当饮用低度酒（如葡萄酒、黄酒等），不应饮烈性酒（如白酒）。

（2）忌天天饮酒或餐餐饮酒，饮酒次数要少，每次要严格控制饮酒量。

（3）当苦闷、烦恼、愤怒等情绪不佳时，不可饮酒。

（4）空腹时不可饮酒，以防止乙醇（酒精）对中枢神经系统、消化系统和循环系统的损害。

（5）严重心肌炎和心肌病或心力衰竭患者应完全戒酒。

心肌炎患者怎样过性生活

心肌炎对性功能和性欲有什么影响

轻型病毒性心肌炎对性功能并无特殊影响，但如有乏力、胸闷、胸痛、食欲减退等症状，也可引发性功能障碍，但这是暂时性的，随着病情的好转可以完全恢复。重型病毒性心肌炎的患者由于心肌收缩无力、心率缓慢、全身状况较差、肌肉软弱无力以及精神状态差等原因，有比较严重的性功能障碍。治疗心肌炎的药物一般不会影响性功能，但如果使用肾上腺皮质激素或某些强心剂，则会出现阳痿、性欲减退等症状。

性生活对心肌炎有什么影响

性生活有加剧心肌炎的可能，特别是对仍处活动期或病情较重的患者，可能引起心力衰竭、心源性休克。病毒性心肌炎好发于年轻患者，因而生育的问题显得比较突出，一般的原则是心功能尚好，无严重心律失常者可以怀孕，但必须严密观察。

性生活中要注意什么

轻型患者可以过正常的夫妻生活，但性交时应注意以下几点：性交姿势以坐位、半卧位较好，患病的一方最好采取被动性动作，让配偶主动一些；性交次数不宜过频，时间不要太长，情绪不能过分亢奋，动作不宜太剧烈；性交前不要饱食，不能饮酒，也不要看可激起情欲的读物或影视镜头，以免增加心脏负担；如性生活后出现不适症状,应去医院作检查。

急性期心肌炎患者不可进行任何形式的性活动，待血清肌酶下降至正常范围，心电图改善后才可逐渐恢复。心率缓慢而无法用药物增快者应安装心脏起搏器，否则不能进行性生活。安装心脏起搏器后,病情稳定者可以过性生活,但必须防止过分的冲动和对胸廓的挤压。

预防心肌炎应采取哪些措施

病毒性心肌炎一经确诊，就须卧床休息和进行治疗，吃易消化、富含维生素和蛋白质的食物，并针对病因进行药物治疗。若能重视预防，采取措施提高机体免疫力，则可有效预防病毒性心肌炎的发生：

（1）劳逸结合，合理分配工作、学习用脑与体育锻炼的时间比例,提倡早锻炼。

（2）注意营养搭配，纠正偏食的不良习惯，日常饮食以粗粮、新鲜蔬菜和瘦肉为主，也可适当多吃些水果。

（3）注射流感疫苗，获得对流感的免疫力，可有效地防止在气候多变的春秋季节染

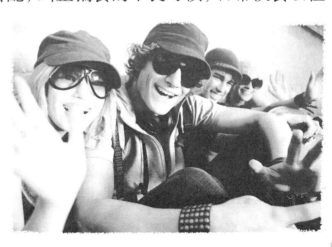

心脏病的治疗与调养

上病毒性感冒。由于流感病毒的种类变异比较活跃,所以流感疫苗的研制是与实际病毒的变异不断相适应的。流感疫苗制剂有时效性,必须定期注射新型疫苗,才能有效地产生持久免疫力。一般宜在初秋时节进行疫苗注射,可在 12 个月内有效防止罹患流感。

心肌炎患者运动健身时要注意什么

适当的体育疗法有助于增强心脏功能,促进心肌炎患者康复。轻型心肌炎患者,在退热、心率和心律恢复正常以及心脏功能改善后,可参加 10 ~ 30 分钟的有氧运动,如步行。步行时应掌握适宜的强度,可根据身体情况规定一定的步行速度和距离。锻炼 3 个月后,如果步行时的心率能达到本人最大心率的 65％时,则还可以参加一些其他自己感兴趣的缓和的有氧运动,如游泳、骑自行车和做体操等,但是一定要注意循序渐进。运动前应做 5 ~ 10 分钟的准备活动,以预防因突然用力活动对心脏的应激作用。运动后还应有 5 ~ 10 分钟的整理运动,以避免因突然停止运动可能引起的头晕虚脱症状。

此外,可在心脏康复医生指导下进行四肢肌肉力量的锻炼,做短时间和轮流交替的体操、哑铃、拉力器等,不过要避免做屏气动作。大约半年后,还可在耐力、力量、速度逐渐增加的基础上,进行一些有氧运动专项训练,如距离不太长的长跑等。但不能进行大强度的训练和比赛,也不宜进行力量型的举重、摔跤等,以防止因身体过劳而引起病情复发。

心肌炎患者在运动中怎样预防发生猝死

运动猝死的发生虽然很突然，但并非没有任何预警信号；而不顾身体发出的各种信号（如胸闷、气促、心慌、头痛和恶心等），一意孤行地运动，正是导致运动猝死的最重要原因。因此，要预防运动猝死有三项注意：

（1）在医生或专家的指导下运动。心肌炎患者的心肺功能较脆弱，若运动不当易引发猝死，所以在运动前最好进行心肺功能的全面检查，根据身体状况，在医生或专家指导下，制定运动计划。

（2）掌握好运动强度。低强度运动的脉搏为每分钟 100 次以内，中等强度为 130～150 次，高强度则为 150 次以上。心肌炎患者一般推荐选择中低强度的运动。有研究者认为，老年人运动时每分钟心跳超过"170－年龄数"就须引起注意，如果这一数字再上升 10％就有危险。

（3）加强运动中的监测。运动前后测脉搏是简单易行的监测手段。一般来说，低强度运动后的脉搏应该在运动后 5～10 分钟恢复正常，中等强度为 20～30 分钟，高强度则为半小时至 1 小时。不能恢复者，应立即向医生或专家求助，停止或改变运动计划。

心绞痛患者的日常生活与保健

日常预防心绞痛应保持哪些习惯

积极防治高血压、高血脂等冠心病的危险病因。戒除吸烟、嗜酒、高脂饮食等不良嗜好,避免饱餐,保持大便通畅。保持心情舒畅,坚持体育锻炼,避免过分激动。家庭常备药有硝酸甘油片、速效救心丸、硝酸异山梨酯(消心痛)等,而硝酸甘油片、速效救心丸要随身带,尤其外出时更要药不离身,并在家中床头、案几等固定而易取的地方摆放。

心绞痛患者外出坐飞机会有哪些不良影响

有明显心绞痛发作的患者,随时可能突发、恶化,出现反复的问题。因此,不宜乘坐飞机。另外,患有阵发性心动过速伴有发绀、心房扑动、严重心律不齐、瓣膜狭窄、心界扩大和高血压脑病患者也不宜乘坐飞机。

心绞痛患者洗澡时要特别注意出现气短现象

洗澡时发生胸痛的情况，在老年人中最为常见，发生的原因多为冠心病引起的心绞痛。由于休息后症状多半可以缓解，所以很容易被忽视。

心绞痛是人体内给心肌供应血液的血管发生病变，导致心肌缺血、缺氧而引起的疼痛。洗澡时身体表面皮肤血管扩张，血液增加，相反此时内脏血流量减少。如果本来心脏已缺血，那么这时的缺血将变得更加严重，从而会出现明显的胸痛，严重者可发生心肌梗死，危及生命。中老年朋友一旦遇到这种情况，必须立刻休息，停止一切活动。患有冠心病的老人，要立即拿一片硝酸甘油片放在舌下含服。如果症状很快缓解，可以稍后到医院就诊。如果症状加重，并伴有烦躁、出汗，应该立即打急救电话，以便得到及时准确的救治。

心绞痛患者睡前饮水有什么必要

水分的缺少与冠心病心绞痛的发作有千丝万缕的联系。心绞痛与心肌梗死多在睡眠中或早晨发生，除了夜晚迷走神经紧张性增加使冠状动脉痉挛等因素外，还由于呼吸、出汗、排尿丧失了大量的水分，使血液浓缩，容易形成血栓，使血管闭塞，导致心肌出现急性供血不足或局部心肌坏死。尤其是中老年人感受器功能下降，体内缺水而常不自知。因此，提倡患者要定时定量饮水，尤其是睡前应喝一杯水以满足人体的需要，缓解心绞痛，减少心肌梗死的发生。

老人牙痛为什么须预防罹患心绞痛

对于老年人来说，随着年龄的增长，大脑及心脏神经纤维逐渐产生了退行性变化，对痛觉的敏感度降低，以至心绞痛的部位可以在胸骨内或心前区，也可放射到下颌骨、下牙齿，于是就产生了心源性牙痛。心源性牙痛的临床特征为：

（1）牙痛剧烈，但无明显牙病。

（2）牙痛部位不确切，往往数颗牙齿都感到疼痛，而一般牙病都能找到相应的病牙部位。

（3）虽经牙科处理及服用止痛药，但都不能解除牙痛。

（4）作心电图检查有心肌缺血改变，口服硝酸甘油片后，往往药到痛止。因此，凡是50岁以上的老年人发生牙痛，应及时做心电图检查，以便及早明确诊断与治疗。

心绞痛患者洗澡要注意什么

（1）避免洗澡水过热，一般以 35～40℃的温水为宜。过高的水温可引起血压暂时升高，心跳加快，心脏负荷加重。

（2）洗澡时间应限制在半小时以内。由于浴室内氧气少，二氧化碳浓度高，时间过长会加重心脑缺氧、缺血。

（3）浴池水深应适宜。一般水深不超过乳房水平，过深则压力大，增加心脏负担，容易发生意外。

（4）餐后1小时后再洗澡。饱餐后立刻洗澡，全身表皮血管被热水刺激扩张，较多的血液流向体表，腹腔血液供应减少，会引起低血糖，甚至虚脱或昏倒。

心绞痛患者怎样过性生活

（1）心绞痛患者在性生活之前应做好如下准备：备好急救盒并放在身边；自己测量一下脉搏，看看是否正常；自查一下有无胸闷、心悸、气急和胸痛等不适现象；含服一片硝酸异山梨酯或普萘洛尔，以预防心绞痛发作。

（2）采取女上男下位可以减轻男子体力消耗，适用于体力较差的男性患者，而女性患者则宜取男上女下位。半坐位可以减少心室扩张，有预防心绞痛发作的作用。

（3）性生活不要匆忙进行、动作过激，持续时间不宜超过30分钟。男性患者如无射精欲望时，不要等待或加大动作以求射精。

（4）突感胸闷、胸痛、心悸、气急、心率过快时应立即中止性交，并马上含服硝酸甘油片。

（5）年龄尚轻的患者应采取可靠又较省事的避孕方法，如安置避孕环等。

哪 8 种按摩方法可以预防心绞痛

心绞痛主要是由心脏冠状动脉供血不足引起的，严重者可诱发心肌梗死，猝死率极高。下面介绍 8 种保健按摩方法，对预防心绞痛具有不错的效果：

（1）点按内关穴。先用右手拇指点按左前臂上的内关穴，再用左手拇指点按右前臂上的内关穴，双侧每回点按不少于20 次，多则更好。

（2）揉按膻中穴。膻中穴位于胸骨中线上，与第 4 肋间隙平齐,两乳头连线的中点。用大拇指点按在此穴位上,先顺时针方向轻轻揉按,再逆时针方向揉按,每次各 30 下,动作要缓慢、均匀、有力。

（3）推按胸腹。两手掌根上下交替或叠在一起,自胸部膻中穴向小腹部缓慢有力推按,每回 30 次,自觉舒适为度。

（4）梳刮胸肋。两手示指、中指、无名指、小指轻握拳,指背呈梳状,放在前胸上,双手四指由胸部自上而下,沿肋骨间隙由胸前向腋下平推挤按,每回 30 次,动作要缓慢柔和,指背关节用力。

（5）按摩至阳穴。至阳穴位于背部第 7 胸椎棘突下,肩胛骨下角的下方即第七肋间,第 7 肋间水平线与脊背正中线之交点即为至阳穴所在。心脏功能不好者,会在此处有明显的压痛点。患者发生心绞痛时可让家属反复用掌根对患者的压痛点进行按摩,直至局部充血、症状改善、痛点消失为止。

（6）轻拍后背。双手放松,轮换用手背沿脊柱两侧由上往下轻轻拍打,视体力每回可连续做 20~30 次。

（7）轮转两臂。两脚同肩宽站立,肩部和上肢放松,静立数秒钟,做均匀的深呼吸,并同时将双臂向后大幅度轮转,每回 30 次,动作要缓慢均匀。

（8）拍打肩背。两脚分开站立,与肩等宽,以腰为轴,甩开双臂,左右轮转,以一手掌内侧和另一手掌背侧对肩和腰背上下交替拍打,此法要连续做 20~30 次,动作要缓慢、均匀,掌指拍打要强劲有力。

上述 8 法有益气、活血、化瘀、止痛、强心等作用。此 8 法贵在坚持,只要持之以恒,对预防心绞痛会有很好的效果。

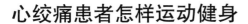

心绞痛患者怎样运动健身

　　研究表明,运动训练可明显提高稳定性心绞痛患者的生活质量。因此,适当的运动已成为治疗稳定性心绞痛的一项重要措施,但在运动中需要注意以下几个方面:

　　(1)根据心力衰竭程度安排。良好的或比较好的心脏功能是运动训练的一个先决条件。严重的心功能不全或晚期心力衰竭患者不应进行运动训练,以防止导致心力衰竭加重。但可在医生的指导下进行小量的床上或床边活动,逐渐增加活动量,以达到生活能基本自理的状况,这样可以提高患者的生活质量。

　　(2)掌握最大运动耐量。运动训练前最好在医生监护下作平板或脚踏车运动试验,以此来判断患者最大运动耐量。最大运动耐量的标准通常以心率来确定。在做运动训练时的最大心率应低于运动试验时测得的达到最大运动耐量时的心率,决不能超越这个界线。

　　(3)选择适宜的锻炼方式。提倡进行持续的中度肌肉活动性运动,如步行、慢跑、骑自行车游泳等,具体运动方式可根据个人爱好及病情来选择。运动应从小量开始,待身体适应后再逐渐加重。

　　(4)运动锻炼应循序渐进。每次运动训练时都应有3个步骤,即5~10分钟屈伸关节,逐渐增加运动量的"预热"过程;20~30分钟的运动过程;5~10分钟逐渐减少运动量,并做一些整理动作直至停止的过程。这样的运动训练每周至少要有3次,若持续8周以上,就会使运动耐力明显增加,疲劳感消失,休息时心率和血压下降。心肌耗氧量下降。同时由于运动促使冠状动脉侧支循环建立，心肌供血较以前增多，使得心肌血氧供需失衡这一矛盾得到缓解。

要注意的是，患者在运动前应备好硝酸甘油片并随身携带，运动中一旦出现心绞痛症状，应立即停止运动，就地休息并舌下含服硝酸甘油片 1~2 片。

心脏病的治疗与调养

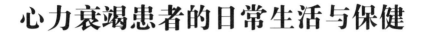

心力衰竭患者的日常生活与保健

预防心力衰竭平时要注意哪些问题

（1）积极治疗原发性心脏病,如严格控制高血压、心绞痛。尤其是老年人发生急性心肌梗死时,心力衰竭的发病率是很高的。

（2）祛除各种易导致心力衰竭的诱因,如对感染、过劳、情绪激动、心律失常、贫血等须严加防范。

（3）老年心脏病患者,饮食要高营养、易消化、低盐、少吃多餐,生活要规律,忌烟酒。

（4）老年人应学习一些自我保健的常识,了解心力衰竭早期的一些临床表现,以便及时就医,明确诊断,及时治疗。如劳力后出现心慌气短、夜间憋醒、阵发性咳嗽、呼吸困难、原因不明的下肢水肿等,均可能是早期心力衰竭的症状。

心力衰竭患者日常生活中要注意什么

（1）保持起居有规律。做好心理调节,提高自控能力。首先要树立战胜疾病的信心和勇气。同样罹患心功能不全,但患者情绪不同,结果则显著不同。如果情绪沉闷,精神压力过大,可增加心脏负担,加重心功能不全。

（2）强调动静结合。"动"是指运动,根据心脏功能情况,适当活动和锻炼。"静"是指休息,合理安排作息时间,坚持每天午休1小时左右。患者在医生的指导下进行适当的活动,一方面可避免形成褥疮和静脉血栓,另一方面可以提高心功能储备力,增强抗病能力,减少感染（感染是诱发心功能不全的主要病因之一）。在运动时,患者应掌握"度",以活动时不感到疲乏、最高心率每分钟不超过120次为度。如心功能为Ⅰ级的患者,可以慢跑、打太极拳、做操;心功能Ⅱ～Ⅲ级的患者,可以到室外平地散步,做些力所能及的活动。

（3）保持室内温度相对恒定。冬季最好在20℃左右;夏季使用电扇时应避免直接吹风,使用空调时要注意室内外温差不宜过大。

（4）做到室内通风。冬季室内每日至少通风两次,每次半小时,但要注意患者能自身保暖,避免空气对流时引起感冒。

（5）预防呼吸道感染。呼吸道感染可诱发心功能不全,外出时应根据季节增减衣服,同时要注意口腔卫生。

（6）保持大便的通畅。避免便秘时过度用力。

（7）要注意加强室内保暖措施,减少发作诱因,防止上呼吸道感染。

（8）心力衰竭是心脏病的危重表现。心脏病的重要特点是病情变化快,且容易引发并发症导致突然死亡,故必须严密观察病情。如出现急性心力衰竭症状——突然呼吸困难,不能平卧;或出现急性肺水肿症状——气急、发绀、粉红色泡沫痰、两肺布满湿啰音,应及时送医院抢救。家属应学会识别上述症状。

(9)气急明显者,应常备袋装氧气,以便应急时使用。

高温天气对心力衰竭患者将产生什么影响

进入高温天气,心脏病患者更面临突然心力衰竭的可能。高温时,由于心输出量明显下降,各脏器的供氧能力明显减低,易引发心力衰竭。患者最初表现为活动后气短;此后随着病情的加重,对活动的耐受力也越来越差;到晚期,只能卧床休息。此外,患者还可能出现易疲劳、食欲减退等症状。为此,医生提醒,进入高温天气一定要注意养"心"。

为什么睡觉打鼾者容易发生心力衰竭

打鼾俗称"打呼噜",是由于呼吸过程中气流高速通过上呼吸道的狭窄部位时,振动气道周围的软组织发出声音而引起的。鼾声大且节律变化很大,有时声音高达80分贝,不亚于大街上的汽车噪声。

研究发现:平时经常打鼾的人更容易发生心力衰竭。睡觉时暂时停止呼吸可能会导致永久停止呼吸。在导致心力衰竭方面,打鼾的严重性甚至相当于吸烟和糖尿病。因此,医学专家提出忠告,如果一周以内打鼾的次数超过3次的话,就有必要去医院接受治疗。

对心力衰竭患者的护理要做到哪些

（1）合理安排作息。心功能Ⅲ级患者，一天内大部分时间应卧床休息，并以半卧位为宜。在病情得到控制后，可稍事下床活动和自理生活，适当进行户外散步，减少由于长期卧床引起的下肢栓塞、肺部感染和体力、精力日益衰退等问题，这有助于身心健康。心功能Ⅳ级的患者，必须绝对卧床，避免任何体力活动，以减轻心脏负担。

（2）重度心力衰竭、明显水肿或年老体弱的患者，容易产生下肢静脉栓塞、肢体萎缩、肺炎和褥疮等。原则上不能移动患者，必要时只能轻轻地调换床单及衣服。痰不易咯出时，可适当用侧体引流。

（3）心力衰竭患者要限制盐的摄入，强调低盐饮食，防止体液潴留，导致水肿和心脏负担加重。食物以高热量、高蛋白质、多维生素，易消化为宜。注意少食多餐，因为进食过饱会增加心脏负担，诱发心力衰竭。

（4）冠状动脉心脏病、高血压心脏病和肥胖者宜选用低脂及低胆固醇饮食，严禁烟酒和刺激性食物，控制水分摄入。

（5）要经常注意心律和心率的变化。对正常窦性心律患者，用测脉率即可；有心房颤动的患者，可通过听诊器来测量心率。发觉病情有异常变化，应立即送医院治疗。

（6）嘱暂停妊娠，以防止心力衰竭发作。

（7）气候转冷时要注意为患者保暖。

心力衰竭患者运动健身要注意哪些问题

（1）力所能及的活动。心力衰竭患者在康复期应参与一些心脏能够承受的、力所能及的活动，但切忌操之过急。因为他的运动和心脏功能与正常人相比有很大的区别。

（2）从小量活动开始。心力衰竭患者康复期的运动和活动应从小量开始，慢慢增加切忌过量。一开始应在家人或医护人员的陪同和监护下做些室内活动。能耐受后再移至室外，漫步的距离逐渐递增，并适当地做一些四肢及关节的活动，且活动时间不宜长。

（3）进行脉搏的监测。测量运动前的脉搏，若每分钟脉搏超过 100 次或少于 60 次，则不适合参加运动或活动。

（4）运动时间要选择。一般情况下每天参加运动一次或两次，一次 20～30 分钟，宜在饭后 2～3 小时或饭前 1 小时进行。天气炎热时，可选在早晨或晚间进行。冬天宜在出太阳时进行。总之，应选择不太寒冷也不太热的气温运动。

（5）勿做爆发性的运动或活动，如：突然跳跃、转体、提重物、抱小孩、启酒瓶盖、抛东西等。

（6）运动或活动时监测症状。运动中若出现过度疲劳、胸闷、气短、心前区疼痛、头痛、恶心、面色苍白等症状时，表示心脏无法承受此运动量，应立即停止，并要充分休息。注意观察症状是否缓解，若不能缓解则应进行治疗。

（7）运动后的观察。通过适量的运动或活动，患者心情舒畅，感到精力较前充沛，夜间睡眠好，无其他不适症状，说明运动量适度。若出现不适症状或睡眠差，表示运动或活动量过大，要减少运动量或调整运动方式。

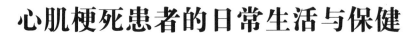

心肌梗死患者的日常生活与保健

预防心肌梗死的发生平时要注意哪些问题

冠心病心绞痛患者或者有冠心病危险因素的人,要尽力预防心肌梗死的发生,在日常生活中要注意以下几点:

(1)洗澡要特别当心。不要在饱餐或饥饿的情况下洗澡。水温最好与体温相当,水温太热可使皮肤血管明显扩张,大量血液流向体表,可造成心脑缺血。洗澡时间不宜过长,洗澡间闷热且不通风,在这样环境中人的代谢水平较高,极易缺氧、疲劳,老年冠心病患者更是如此,应尤为注意。较严重的冠心病患者洗澡时,应在他人帮助下进行。

(2)气候变化时要当心。在严寒或强冷空气影响下,冠状动脉可发生痉挛并继发血栓而引起急性心肌梗死。气候急剧变化、气压低时,冠心病患者会感到明显的不适。国内资料表明,持续低温、大风、阴雨天气是急性心肌梗死的诱因之一。所以每当气候恶劣时,冠心病患者要注意保暖或适当加服硝酸甘油类扩冠药物进行保护。

(3)绝对不能搬抬过重的物品。搬抬重物时必然弯腰屏气,这对呼吸、循环系统的影响与用力屏气大便造成的影响类似,是老年冠心病患者诱发心梗的常见原因。

（4）精神要放松,愉快生活,对任何事情都要做到泰然处之。

深秋季节为什么更要警惕心肌梗死的发生

心肌梗死是严重危害中老年人健康的常见病。资料表明,每年 4 月和 11 月是心肌梗死的发病高峰期,要高度警惕。

早春和深秋是气候变化较大的季节。温差、风速、气压等均处于波动状态,这种多变的气候,使中老年人很难适应,容易引起冠状动脉痉挛,从而导致心肌梗死。经寒冷刺激,人体末梢血管处于收缩状态,导致血压升高。据测定,高血压病患者的血压在深秋可能会增高约 20 毫米汞柱,可反射性地引起冠状动脉痉挛、心肌缺血缺氧。同时,由于气温的变化,中老年人的抵抗力下降,易发生上呼吸道感染、支气管炎、肺炎或使原有的慢性支气管炎等病的病情加重,进而诱发心肌梗死。

防止心肌梗死的发生要做到哪些

中老年人,尤其是心血管疾病患者,要增强自我保健意识,警惕心肌梗死的发生。在坚持采取必要的药物治疗、保持情绪稳定、参加适当的体育锻炼、注意防寒保暖等综合性防治措施的同时,还应切实注意心肌梗死的以下早期表现:曾有过心绞痛发作,近期发作频繁,疼痛程度加重,难以缓解;

静息状态下心绞痛发作,舌下含服硝酸甘油片等冠状动脉扩张剂不能缓解,特别是伴有大汗淋漓、四肢发凉,甚至有窒息或濒死感觉者,更应高度警惕急性心肌梗死。还有一种值得注意的情况,即所谓"无痛性心肌梗死",具体表现为老年人突然憋气、嘴唇发绀、剧烈咳嗽、咳粉红色泡沫痰、不能平卧等症状。对这种不明原因的心力衰竭,亦应高度警惕急性心肌梗死。凡出现上述情况者,均应将患者及时护送至附近医院救治,切莫贻误时机。

心肌梗死患者排便时为什么不可过度用力

心肌梗死患者极易因长期卧床、胃肠功能减弱以及排便习惯的改变,引起大小便的排泄困难。当这种情况发生时,若患者过分用力或勉强排便则易发生意外情况,如心力衰竭、心跳骤停等。鉴于此,护理人员及家属一定要耐心说服和协助心肌梗死患者,设法让其适应床上的排便方式,以度过疾病的危险期。患者不可擅作主张自行下床排便,以免发生不测。便秘时可用缓泻剂或盐水低压灌肠来软化粪便,以利粪便排出;尿潴留时,可在无菌技术下为患者进行导尿,以消除患者因便秘或尿潴留的不适而带来情绪紧张。

噪声对心肌梗死患者有什么不良影响

英国研究人员发现,在噪声环境下工作的人更易发生心肌梗死。而居住在临街位置至少10年以上的人由于受噪声的影响,发生心肌梗死的可能性比其他人高80%。因此,患有心肌梗死的人,住所不宜靠近闹市区和公路旁。

心肌梗死患者情绪剧烈波动有什么不良影响

对于一些中老年人来讲,生活中的过度忧虑、激动、发怒等情绪常为急性心肌梗死的诱因。因为过度激动可使交感神经处于高度兴奋状态,体内儿茶酚胺分泌增多,导致心率加快、血压升高、耗氧量增大或冠状动脉痉挛,从而诱发心绞痛或急性心肌梗死。以下方法可以帮助你减少生活中的情绪波动。

(1)日常生活中要特别讲究精神卫生,保持情绪稳定。观看各种激烈比赛或激动人心的电视节目时要学会控制自己的情绪。

(2)遇到某些不顺心的事,要能想得开。如果烦恼来自人际关系或名利,则下列名言不失为一剂良药:"人我之际要看得平,平则不妒;功名之际要看得淡,淡则不求;生死之际要看得破,破则不惧。人能不妒不求不惧,则无往而非乐境而生气盎然矣。"

(3)家庭成员、亲戚朋友、街坊邻居之间和睦相处,不斤斤计较,非原则的事采取让步态度,想不开的事可与人讨论。实在控制不住自己的情绪时,可暂时离开现场,到外面散散步,或到安静的地方去松弛一下自己的情绪,具体做法是:静坐舒适位置,闭目,然后放松周身肌肉,从脚部肌肉开始向上逐渐放松到面部肌肉。此时用鼻孔呼吸,自然舒缓。为了不受外界任何情绪干扰或想别的事分心,在呼气时,可默念数字"1",如此反复。集中注意你的呼吸,持续 20 分钟左右。

（4）平时培养一些对音乐、书画的兴趣，这对锻炼耐心、集中思绪、稳定情绪、陶冶情操都是大有益处的。

发生心肌梗死后过早活动的害处在哪里

心肌梗死患者在发病期间要绝对卧床休息，禁止任何活动，去除一切能加重心脏负担的不良因素，何时开始活动要视病情而定。病情稳定的患者，起初可在床上进行一些轻微的肢体活动，如变换体位、翻身等。同时，要勤做深呼吸动作，以避免因长期卧床而发生静脉栓塞、肺栓塞及坠吸性肺炎等并发症。以后视病情的耐受状况，在医生的指导下，再增加活动量，并逐步过渡到离床活动。患者要活动时一定不可操之过急，以免诱发再次心肌梗死。

心肌梗死患者术后怎样活动

（1）心肌梗死（心梗）后第1周患者要完全卧床休息，须对其加强基础护理，并协助患者吃饭、洗脸、翻身、解大小便。许多患者不习惯床上大便，执意起床解便，这是万万不可的。临床上因入厕导致猝死的病例并不少见，一定要耐心说服患者慢慢习惯在床上排便，而且不可使劲排便，这样易发生心包破裂或猝死。如果大便干燥排便困难，则需用缓泻药帮助排便。

（2）心梗后第2周患者可以在床上做四肢活动，慢慢坐起，活动要循序渐进，以减少血栓形成的机会。

（3）心梗后第3周患者可在帮助下在床上起坐、逐步离床在床旁站立。

（4）心梗后第 4 周下床至附近椅上休息或缓步走入厕所排便。

（5）严格休息的时间要视病情的轻、重而定，通常需 4～8 周，以保证心肌梗死部位完全愈合。但如果病情较重，并伴有心力衰竭或其他严重并发症者，则应严格执行休息制度。从第 7～8 周起，一般患者均可逐步增加活动量，如无充血性心力衰竭或频繁的心绞痛发作，经过两个月的锻炼后可恢复工作，但工作时间不宜过长，同时不宜做重体力劳动。

对心肌梗死患者应怎样护理

（1）心理护理。重视心肌梗死患者的心理护理，对提高治愈率、减少并发症有着十分重要的意义。患者由于发病急，心前区剧烈疼痛，往往会产生紧张、恐惧和悲观等心理障碍，缺乏心理承受力。故应首先与患者交谈，了解其心理状态，根据患者不同的心理活动与心态表现，采取不同的护理措施。对比较安静的患者，多从心肌梗死病的易患因素方面进行开导，使其心理上有所准备；对于情绪急躁、波动较大的患者，要着重从心理上给予安慰，讲解情绪因素与该病的关系，以及不良情绪对该病的预后影响，尽力使患者以乐观的心理对待疾病，增强信心，积极配合各项治疗护理。

（2）生活护理。生活护理在整个康复过程中是不可缺少的重要内容，如饮食治疗、大便的处理、起居的规律等，均是确保心肌梗死患者早日康复的重要条件。

（3）要协助患者翻身。此外，特别要强调的是，发病后第

1~3天患者的活动,要减少自身用力活动以减轻心脏负荷。

（4）早期在床上大小便期间,可通过腹部按摩,增加腹部蠕动促进排便。必要时可口服缓泻剂,避免在用力排便中诱发心绞痛。每天早晨6时要督促患者排便,以形成条件反射。

（5）饮食应给予流质食物（24小时内可禁食），适量增加粗纤维食物,以促进肠道蠕动。进食应少食多餐,避免暴饮暴食。

冠心病患者的日常生活与保健

预防冠心病日常生活中应养成哪些习惯

（1）不吸烟。

（2）只少量食用牛油、奶油及各种油腻食物。

（3）将习惯食用的肉类量减少，将食用的肉上脂肪除去，吃烧煮的肉，不要吃油煎的肉。

（4）每周最多吃 3 个鸡蛋。

（5）吃大量水果及蔬菜，但要保证营养摄入的平衡均匀。

（6）减少盐的摄入量。摄盐量低可以降低血压，并且降低诱发冠状动脉疾病的危险。

（7）经常运动。有证据显示，每周做两三次剧烈运动，可减少罹患心脏疾病的危险。但突然做剧烈运动会很危险，必须以渐进

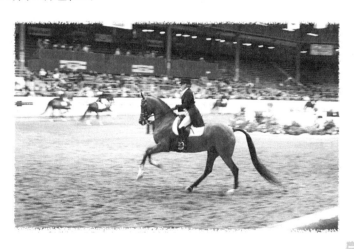

的方式来开始实行运动计划。

（8）寻求各种途径来调解生活上的压力。可以培养爱好或通过运动来调解日常生活中的紧张情绪。

（9）控制高血压、高胆固醇血症和糖尿病。

（10）定时检查身体并遵照医嘱。

哪些年龄段的人平时应警惕冠心病

冠心病的发病率随年龄的增长而增高，程度也随着年龄的增长而加重。有资料表明，自 40 岁开始，每增加 10 岁，患冠心病的概率就会增加 1 倍。男性 50 岁、女性 60 岁以后，冠状动脉硬化发展迅速，同样心肌梗死的危险也随着年龄的增长而增大。

动脉硬化并非从中年开始，而是从幼年开始就逐渐显现出来了，只不过随着年龄的增长，其病变程度加重，速度也加快而已，因此预防冠心病要从幼年做起。

冠心病患者为什么要注意气候变化

在气候寒冷的冬春季节，冠心病心绞痛和心肌梗死的发病率会增加。3 个与冠心病有关的最优因子为：气温、日变差（相邻两日的日平均气温之差）和平均风速。持续低温、阴雨和大风天气容易发病。此外，在年平均气压高低不同时期亦有显著差别，以气压低时发病率高，在寒冷、潮湿和大风天气，冠心病发病率高是因为寒冷刺激，特别是迎风疾走，易使交感神经兴奋，心率加快，血压升高，体循环血管收缩，外周阻力增加，心肌耗氧量增多；同时，也可诱发冠状动脉痉挛，使管腔持续闭塞，或挤压斑块，使内膜损伤，血小板聚集，血栓形成，进而造成管腔急性堵塞，也可导致急性心肌梗死。因此，在冠心病高发季节里，患者应注意御寒保暖，减少户外活动，以防疾病发生。

每年 6～7 月间就进入了我国的夏季，随着气温的升高，因冠心病而导致突然性死亡的人数也大为增加。每年的 6～9 月是一年之中最炎热的季节，持续高温会使人排汗量增大，造成体内的水含量减少，从而导致血管内血液黏稠，增加心脏的负担。在这段时间里，冠心病患者应适量补充水分，否则很可能由于中暑或脱水而诱发心肌梗死。因此，冠心病患者应避免在最热的时间外出，锻炼身体也尽可能地选在傍晚，并随身携带急救药物。

冠心病患者在冬季里怎样保养

冠心病患者对寒冷的刺激很敏感，因为寒冷可使体表小血管收缩、痉挛，血流速度减慢，血黏度增高，加重心脏负担，从而间接地引起冠心病发作。同时，寒冷的刺激还可以直接引起冠状动脉痉挛，导致心肌缺血、缺氧，诱发心绞痛或急性心肌梗死等冠心病。因此，冠心病患者在冬季应注意以下几个问题：

（1）根据气温变化，随时调整衣物保暖御寒。尤其是寒流和冷空气侵袭、气温骤降时，要多穿衣服，以防止身体着凉受冻。选择时必须遵循轻便的原则；否则，过重的衣服和鞋子会增加患者的心脏负担，加重病情。寒冷天气，最好不要外出。

（2）适当进行增强御寒能力的锻炼。当天气晴朗、气温不太低时，可有意识地增加室外活动和室外逗留时间，以提高机体御寒能力，降低对寒冷的敏感性。

（3）尽量避免室内外温差的刺激。冠心病患者不要骤然离开温暖的房间，进入寒冷的露天空间。如要离开最好先在楼门内、楼梯口或门厅等处停留片刻，以适应冷暖的转换。此外，患者居室要温暖，但室温不宜过高，以免造成室内外温差过大。

（4）坚持用冷水洗脸、温水擦澡，以提高皮肤的抗寒能力；同时还要积极预防感冒、气管炎等上呼吸道感染疾病。

冠心病患者工作中要注意什么

（1）不能参加重体力劳动。

（2）不能从事精神紧张，特别是负有生命责任的工作，如司机、飞机驾驶员等。

（3）不能做十分紧张的工作，如赶任务、加班加点。

（4）工作中应注意休息，当心率超过每分钟 110 次或出现脉搏不齐时，应立即休息；工作中如出现心慌、气短、胸痛也应立即停止工作。

为什么在梅雨季节里更要当心冠心病发作

每年的梅雨季节来临时，空气气压降低，湿度越来越大，有一种让人喘不过气来的感觉，这对冠心病患者的病情也有一定影响。由于气压降低,心脏的负担会相应加重,可能会导致心肌缺血、缺氧,从而使得冠心病的发病率增高,严重时可能引起死亡。因此,当梅雨季节来临时,患者应多加保养,注意以下两点:

(1)减少外出。梅雨季节,多雨、潮湿、气压降低,会加重心肌缺血、缺氧。因此,冠心病患者在梅雨季节应尽量减少外出,避免消耗体力,避免缺氧,使心脏增大,以致产生严重的后果。另外,冠心病患者不妨做些有氧运动,这对防治疾病也有一定的作用。

(2)正确用药。梅雨季节,麝香保心丸可以用于预防发病和应急治疗,它可以迅速缓解胸闷气短,减少冠心病发作次数,扩张冠状动脉,增加血液流量,改善心肌缺血的症状。研究表明,长期服用麝香保心丸可以促进血管再生,增加血液流量,对保护血管内皮细胞也起着至关重要的作用。在梅雨季节来临前1个月左右,就要坚持服用麝香保心丸,这样可以防患于未然。在处理突发性冠心病时,应立刻舌下含服麝香保心丸4粒,5分钟左右即可缓解胸闷、胸痛等症状。因此,冠心病患者应在身上常备此类药物,以备不时之需。

冠心病患者为什么一定要慎重拔牙

冠心病患者如患牙病须拔牙,要注意以下问题:

(1)拔牙时,患者要提醒牙科医生自己患有冠心病,尽量不用肾上腺素,麻醉剂最好选择利多卡因,以免引起心率增高而诱发心律失常或心力衰竭。

(2)拔牙前,患者应有良好的睡眠和休息,以保证拔牙过程中情绪稳定，同时要求牙科医生手术操作熟练，动作轻巧，尽量减少不良刺激、出血和损伤，这样才能使患者情绪稳定，血压不发生较大波动。

（3）不稳定心绞痛患者，应当先在内科进行治疗，病情稳定后再拔牙；如确须拔牙，要选择心绞痛发病的间歇期进行，拔牙前还要准备一些抗心绞痛的药物，像硝酸甘油片等；如有必要，在拔牙过程中还要有心脏内科医生监护患者，同时做心电图观察患者的心脏情况。

（4）采取分期分批地拔除坏牙。拔牙前后，还应进行感染预防处理，以免由于冠心病患者抵抗力降低，而造成创面较易感染。

哪些冠心病患者不宜乘飞机外出

自己能否乘飞机，是冠心病患者共同关心的一个问题。一般说来，日常活动无明显不适、无心绞痛发作的冠心病患者，是可以坐飞机的。飞机是当前运行速度最快的交通工具，能大大缩短旅途时间，使冠心病患者减少旅途的疲劳。现代科学技术快速发展，飞机上乘坐条件越来越好，飞机舱室内的空气并不缺氧，这一切，对冠心病患者都是有益的。

但不是所有的冠心病患者都能乘飞机，患有急性心肌梗死及严重心律失常、心力衰竭、频发心绞痛、血压过高的冠心病患者，均不宜乘飞机。因为空中旅行时的治疗与急救条件毕竟有限，而且飞机起飞与降落时的"离心"感觉，有时会诱使心脏病急性发作。所以，冠心病患者在乘飞机前，最好先到医院进行检查，征求医生的意见，乘飞机时应随身携带必要的急救药物,以防万一。

冠心病患者看电视时要注意什么

研究表明,老年人在观看生活娱乐镜头时,心电图无异常改变,而在观看惊险镜头时则心率加快,其中76%诱发心电图异常改变,原有冠心病者更容易发生心电图异常。故冠心病患者在看电视时应有所选择,可看一些内容轻松愉快的节目,不要看惊险恐怖的片子和竞争激烈的体育节目。尤其是病情尚不稳定,近期有胸闷、胸痛等症状,心电图有心律失常、ST—T段改变者,更不宜看惊险、紧张、恐怖性的电视节目,以免因精神紧张、情绪激动而加重病情,诱发心绞痛或心肌梗死,发生电视机前的意外。

冠心病患者在看电视时,除应对电视节目有所选择外,还要注意不要把电视的音量开得太大,看电视的时间不宜过久,持续时间最好不要超过2小时。无论看什么节目,都不要过于"投入"而"目不转睛",要采取欣赏和消遣的态度,使身心始终处于放松状态。每看半小时,要活动一下身体,闭目养神一会儿。

冠心病患者参加宴会时要注意什么

(1)必须随身携带急救药盒或必要的急救药品。

(2)不要过多参与亲朋好友之间的高谈阔论,而应以听为主,偶尔可发表议论,尽量避免情绪激动;同时也应避开不愉快的话题或伤感的回忆。

（3）切勿被宴席上的山珍海味、美酒佳肴所诱惑，而忘记了"吃八成饱"的戒律，否则易造成心脏负担过重而诱发心绞痛等症。

（4）切不可"对酒当歌"，而应以少量饮酒、不饮烈性酒为宜，或以果汁、软饮料代酒。

（5）宴会中如感觉体力不支，或有不舒服的感觉，应该向亲友直接说明，提前退席，切不可勉强支撑。如果出现心绞痛、头晕、恶心等症状，应立即含服硝酸甘油片等急救药物，并找一处较为安静的地方休息。

（6）宴会上气氛比较热烈，加上饮酒，会使人全身发热、出汗。这时一定要注意保暖，不要随意减少衣服，以免在毛细血管扩张的情况下受凉感冒，因为感冒对冠心病患者是非常有害的。

（7）如果参加晚宴，散席时天色较晚，须有人陪同回家，避免单独行动发生意外，救治不及。

为什么冠心病患者应谨慎饮酒

大量喝酒可刺激脂肪组织分解，形成大量的脂肪酸，使肝脏合成的前脂蛋白量急剧增高。同时前脂蛋白和乳糜微粒在血中廓清速度减慢而加重高脂蛋白血症。以前有研究发现，喝酒可诱发心绞痛及心肌梗死，但20世纪80年代末期的研究认为，少量喝酒，尤其是低度酒，对心脏具有保护作用；因而美国心脏病协会推荐冠心病患者，即使患有心肌梗死，也可饮低度酒，酒量以1天不超过50克（1两）为宜。

冠心病患者为什么应慎饮咖啡

研究表明，咖啡中所含的咖啡因，可刺激血脂及血糖增高。1 杯咖啡中约含咖啡因 100～150 毫克，长期习惯于喝咖啡者，如 1 天喝 2 杯以上，其血胆固醇水平及冠心病发病率，比不喝咖啡或每天喝 1 杯以下者明显增高。即使喝咖啡量很小，也可引起血胆固醇成分比例失调。因而高胆固醇血症者最好立即停喝咖啡；即使是血胆固醇水平正常的健康人，也应尽可能地将咖啡摄入量降到最低限度。另外，喝咖啡可使体重增加。需要提醒大家的是，不管咖啡味道多好，都不如白开水对身体有益。

冠心病患者外出旅游时要注意哪些事项

（1）旅游只限于心功能较好的患者。心功能Ⅱ级者，不可远游，尤其要避免爬山、游泳等剧烈活动；心功能Ⅲ级者，只能在室内或住地周围的风景区进行活动；心肌梗死后康复期患者，3 个月内不能进行长途旅游。

（2）旅游前应到医院作一次全面检查，根据医生意见，确定自己能否长途旅游和活动范围。旅游时要有人陪同，并携带病情摘要、近期心电图和一般急救药，如硝酸甘油片、速效救心丸、维拉帕米（异搏定）、地西泮和地高辛等药。

（3）避免过度疲劳。每日活动时间不超过 6 小时，睡眠休息时间不少于 10 小时。时间和日程安排宜松不宜紧，路途宜短不宜长，活动强度宜小不宜大。

（4）带必需药品和及时就医。外出时患胃肠炎和晕机、晕车是常易发生的，如不及时治疗，极易诱发心脏病。因此，要随身带上萘苯海明（乘晕宁）、地西泮、黄连素等药。一旦发病，应及早就医，切勿拖延，千万不可带病继续旅游，以免发生意外。

（5）选择好旅游季节。科学家们认为，春季旅游对神经系统、运动系统、内分泌系统，尤其是心血管系统有良好的作用，可以促进新陈代谢的生理变化过程。

冠心病患者要坚持喝哪3杯水

冠心病患者夜间的保健非常重要，最好喝上3杯水：第1杯是在睡前半小时喝凉开水，因为脑血栓和心肌梗死多发于午夜2：00点左右；第2杯水在深夜醒来时饮下，尤其是在出汗多的夏季或出现腹泻、呕吐症状时；第3杯水安排在清晨醒后喝，因为早晨是人体生理性血压升高的时刻，患者血小板活性增加，易形成血栓，血管壁上的脂肪沉积块松动脱落，加之患者一夜睡眠后，排尿、皮肤蒸发及口鼻呼吸等均使不少水分流失，血黏度增高，血液中易形成血栓。因此，起床后2~3小时内是冠心病发作的危险期，而早晨起来及时喝上一杯凉开水，可稀释黏稠的血液，改善脏腑器官血液循环，防止病情发作，同时还有利于胃和肝肾代谢，增加肠胃蠕动，促进体内废物的排出。

冠心病患者应选择什么样的睡姿

睡眠的姿势会对心脏产生影响。我们经常采用的睡眠姿势有仰面直腿，左侧面、右侧面屈腿，而最好的姿势是右侧面屈膝而卧，因为这样对心脏的压力最小，并且恰恰符合"卧如弓"的古训。而冠心病患者本身的心脏功能不好，夜间又是冠心病的高发时间，因此冠心病患者更应该选择好正确的睡姿。冠心病中重度心绞痛患者，或冠心病心功能不全的患者，为减轻心脏负担，应该选用头高脚低位，将头部和胸部垫高，这样可以减少流回到心脏的血液，进而减少心脏的负担，对缓解病情有益。如果使用的是能够摇起的床，那么可以根据患者的感觉适当地将床摇起，一般摇起 10°~15°，这样也可以减少冠心病的发病率。

冠心病患者午睡要注意哪些问题

冠心病患者午睡时须注意以下几点：

（1）睡前不吃油腻的食物，不吃得太饱。油腻食物会增加血液黏稠度，加重冠状动脉病变；而吃得太饱会影响心脏的正常收缩和舒张。

（2）高血压病患者，睡前忌服降血压药，因为睡时血压下降，可使心、脑、肾等主要脏器供血不足，以及凝血物、血小板黏附于血管壁，形成血栓，导致缺血性脑卒中发生。

（3）睡姿应取头高脚低、右侧卧位，以减少心脏压力，防止打鼾。须注意的是不宜采用坐位及伏案睡，这样会使脑缺氧加剧。

（4）不宜午餐后立即躺下午睡，因为此时大量的血液流向胃部，血压下降，大脑供氧及营养明显下降，易引起大脑供血不足。一般应食后间隔 20 分钟再午睡。

心脏病的治疗与调养

（5）对冠心病患者来说，午睡时间以 1 小时左右为宜。起床后先在床上做轻度活动，再慢慢坐起，用手在心前区、胸部作 5～10 分钟按摩，然后下床喝一杯水。

（6）不宜穿紧身内衣。睡眠时内衣不宜过紧，被子也不宜过于厚重，否则会使患者有压迫感，呼吸和血液循环也会因此受阻。

（7）最好有人陪伴。冠心病患者不宜独居一室，否则万一出现突发性事故，得不到及时有效的帮助，会导致严重后果。

冠心病患者怎样才能保持大便畅通

冠心病患者保持大便畅通有助于心脏的保护，那么怎样才能保持大便的畅通呢？可参考以下几方面做法：

（1）从饮食方面调理。患者应清淡饮食，少吃油腻食物，多吃新鲜水果和蔬菜。水果蔬菜中有丰富的维生素、纤维素，纤维素可以刺激肠蠕动，缓解便秘。患者还应多饮水，每日应该至少饮用 2000 毫升，或喝蜂蜜水，以润滑肠道。

（2）适当作一些腹部按摩。方法是，循着肠道行走的方向循环地轻摩轻按，也可以轻压肛门的后部，及刺激肠蠕动。

（3）患者要养成良好的排便习惯。保持排便环境安静，患者不受干扰，每天排便时间有规律。

如果以上方法无效，可采用药物治疗，比如用开塞露。如果仍然无效，便秘严重的，可用温皂水灌肠。

冠心病患者洗温水浴有什么好处

在洗浴时，水温较高虽会使人感觉舒适，但心脏的负荷也会随之大大增加，因此热水澡对冠心病患者是有一定危险的。反之，冠心病患者用冷水洗浴时，较低水温会刺激血管收缩，会导致肌肉痉挛，容易引起心绞痛或诱发急性心肌梗死。而用温水洗澡，不但能够使血管扩张，脉搏跳动减缓，血压下降，同时还能加快新陈代谢。温水浴还能消除烦躁的情绪，令人心境平和，能够起到安神的作用，有效促进睡眠。因此，对于冠心病患者而言，洗澡水以中等温度为佳，水温最好为 35～40℃。

冠心病患者洗浴时必须注意什么

（1）情绪出现波动时不宜洗澡。洗浴时如果情绪过于激动，冠状动脉可能发生痉挛，心肌的供血量减少，从而导致心肌梗死。因此，冠心病患者情绪波动较大时不宜洗澡。

（2）空腹或饱餐后不宜洗澡。洗澡时体力消耗较大，如果空腹，则体内没有足够的能量以供消耗，是很危险的。饱餐后也不适宜洗澡，因为饭后肠胃开始工作，腹腔脏器处于充血状态，因此心肌的供血就会相对不足，心脏的负担较大。如果冠心病患者在这种情况下洗浴，会使心脏和大脑更加缺氧、缺血，容易导致猝死。

（3）环境温差较大时不宜洗澡。浴室温度应保持在 20～25℃，以减少对身体的刺激；更衣室与浴室的温差不要太大，以免着凉。

（4）空气不流通时不宜洗澡。洗澡时，水的温度会造成空气中氧气含量减少，室内的温度和湿度较大，造成心肌缺氧，因此最好能用换气扇来促进室内的空气流通。

冠心病患者为什么每天都须用热水泡脚

热水泡脚可以预防冠心病发作。冠心病患者由于血管管腔狭窄，心脏动力不足，如果久站久坐，易造成离心脏较远的脚掌血液循环不畅，所以很多患者常有脚肿现象。如果在睡觉前、起床后用热水泡脚，能使脚掌上神经末梢兴奋，并通过神经反射，使脚部皮下血管扩张，血流量增加，改善脚部的营养状态和脚部的血液循环，也增加了全身血管的弹性，能有效消除脚部肿胀，预防冠心病发作。

冠心病患者为什么要避免大笑

笑是非常有益的活动，"笑一笑，十年少"的说法是有道理的。没有笑，人们就容易患病，并且容易患重病。因为一次普通的笑能使人体的胸、腹、心肺乃至肝脏得到有益的锻炼，可以引起身体内部的活动、促进内分泌系统分泌，有益于减轻疾病，解除烦恼和抑郁。笑的好处的确不少，但是大笑、狂笑则不利于健康，尤其是对有冠心病的人来说。因为大笑可加速血液循环，使脉搏加快，呼吸次数增加，血压增高，心脏耗氧量增加，易使冠心病患者发生心绞痛，甚至可出现心肌梗死。对于某些有脑血管疾病的患者，还可突发脑栓塞、脑出血，甚至猝死。在各种激烈比赛运动场上，或在激动人心的电视屏幕前，由于过度兴奋大笑不止而致死的事件屡有所闻。因此笑要笑得适度，尤其是患有冠心病的老年人，要常笑但不可大笑。

冠心病患者为什么必须戒烟

目前全世界成年人中约有 1/2 的男性和 1/4 的女性吸烟。医学家认为，吸烟对心血管病患者是一个独立的危险因素，并劝告患者一定要戒烟。因为香烟中的大量有害物质随烟雾吸进肺里，可迅速地被吸收到血液中，进而作用于心脏、血管和中枢神经系统。

调查证实，冠心病的死亡率与吸烟呈显著正相关，成年以前开始吸烟者危害程度更高。我国的资料表明，大量吸烟的人比不吸烟的人冠心病发病率高 2.6 倍以上，心绞痛发病率高 3.6 倍以上。

据分析，1 支香烟的烟雾中含焦油 40 毫克、尼古丁 3 毫克、一氧化碳 30 毫克，这 3 种物质对人体健康危害极大。它们被吸入血液后，通过血液循环，尼古丁可直接刺激血管运动中枢，并刺激肾上腺素和去肾上腺素释放，引起心率加快，末梢血管收缩，血压上升。这些血管活性物质还可直接损伤血管内皮，尼古丁可使血中胆固醇水平增高，高密度脂蛋白水平下降，致使吸烟者患冠心病的概率成倍增加。

另外，血红蛋白是血中携带氧气的物质。但是一氧化碳与血红蛋白结合的能力比氧气高 250 倍，且一旦结合不易解离，结合了一氧化碳的血红蛋白失去带氧能力。血中一氧化碳血红蛋白浓度过高时，血氧浓度下降，组织供氧不足，动脉

心脏病的治疗与调养

内壁水肿，内皮损伤，脂质渗入血管壁，促使动脉粥样硬化形成。

冠心病患者吃得过饱有什么害处

医学试验表明，人饱餐后，在冠状动脉正常情况下，血压会升高，心肌耗氧量增加，同时冠状动脉扩张，血流量增加；在冠状动脉狭窄情况下，胃扩张后，虽然同样可以引起血压增高，心肌耗氧量增多，但冠状血管却收缩，血流量减少，从而使心肌缺血进一步加重，并可导致各类心律失常的发生。对冠心病患者而言，饱餐后血中的儿茶酚胺增高，这种物质极易诱发冠状动脉痉挛，使冠状血流急剧减少，引起心绞痛，甚至心肌梗死。临床诊断表明，饱餐是猝死的重要诱因，在有诱因可查的猝死病例中，半数以上是饱餐所诱发的。所以冠心病患者，特别是在心绞痛发作的情况下，应避免暴饮暴食，以防心绞痛、心肌梗死和猝死的发生。

为什么消极情绪会给冠心病患者造成不利影响

医学研究证明，在那些带有消极情绪的人身上，可发现较高的炎症蛋白含量，这种连续的、涉及整个心脏系统的炎症状况对引发冠心病有重要影响。人的心跳速率能够根据外界的变化呈有规律的波动，那些有消极情绪的人会使心脏的这种有规律的变化减少，从而使心脏系统产生压力。

一般来说，46～55岁是人一生中较为特殊的年龄段，处在这个年龄段的人，精神负担和经济负担都很重，健康长期处于"透支"的状态，加之消极情绪，极易引起心血管系统疾病，特别是冠心病。

为此，心脑血管专家提醒人们应积极调节自己的情绪，特别是那些长期有消极情绪的中年人，更应学会调节情绪。

冠心病患者清晨为何不可急于起床

冠心病患者清晨醒来后，不要急于起床，要先躺在床上静卧几分钟，然后轻轻地活动四肢，并用手在胸部作适当的按摩，等浑身感觉比较轻松时再起床。起床时，不能起得过急、过快，要先慢慢地起身坐起，在床上稍稍停留后再缓缓下床。另外，穿衣服的动作要缓而有序，不要忙乱，切忌做猛然弯腰、蹬腿等动作，这样才能使刚在睡梦中醒来的身体适应白天的活动。

冠心病患者过性生活要注意什么

性生活是全身的兴奋过程，可使心率、呼吸加速，血压升高，肌肉紧张，氧消耗增加。因此，这对患有严重高血压、冠心病心绞痛，尤其是对心肌梗死、心功能不全的患者来说是极为不利的。

研究发现，一个人在患心肌梗死后性交时，心率峰值为107～118次/分，约20%有严重的心律失常或ST段有明显偏移。这些改变是精神兴奋通过神经体液因素影响梗死后心肌耗氧和电稳定性的结果。因此，罹患严重高血压、冠心病不稳定性心绞痛、心肌梗死、心功能不全和脑血管病的患者应节制性欲。但是节制性欲并不意味着绝对不能有夫妻性生活,而是要有节制,要在有充分准备的基础上进行,当任何一方出现头晕、心悸、精神恍惚现象时,应立即停止性生活。为此有人主张,患冠心病、心绞痛的患者,在性交前10分钟,可含服硝酸甘油片以预防心绞痛发作。

冠心病患者过性生活前必须注意哪些问题

(1)饱餐后不可过性生活。研究表明,人在饱餐后,身体内大量血液流向肠胃,以促进肠胃的蠕动,全身的需氧量增大,心脏的负荷增加。特别是在摄入过多的脂肪后,血液比较黏稠,血脂升高,血流速度减慢,容易导致血栓形成,堵塞血管,在原有粥样硬化的基础上,诱发心肌梗死。所以冠心病患者,在饱餐后不宜进行性生活。

(2)发病2月内不可过性生活。因为这段时间是病情复发的危险期,患者要更多地卧床休息,以恢复心脏功能。在患者休养两个月后,能够开始正常日常生活时,或者可以步行2000米而无明显的心绞痛或心跳加快现象时,才能进行性生活。

(3)情绪紧张时不可过性生活。冠心病患者情绪通常较为低沉,做事总是小心翼翼。在性生活过程中,患者可能更紧张恐惧,既担心自己病情发作,又担心因为生病导致自己产生性功能障碍。遇到这种心态时,最好还是先停止性生活,让心情平稳一些后再进行。

(4)性交次数不可过频。冠心病患者性生活的频率,应该适当地减少,中年患者以每周1次为宜,时间也应避免过度延长。

（5）不可采用费力体位过性生活。进行性生活时，患者应该选择比较省力的体位，如侧卧。男性患者可以采用女上位的体位，女患者则以男上位为佳。

冠心病患者为什么不宜久坐

长时间静坐对冠心病患者的危害是相当大的，相对于别的禁忌来讲，久坐的不利影响并不容易被患者注意到，而这种危害一旦发作，后果是相当严重的，甚至能导致猝死。其原因如下：

（1）久坐能够导致静脉血栓。常见的血栓有两种：一是发生在左心室的心肌部位。血栓脱落后，随着血液循环，引起脑、肾、脾和四肢等处动脉栓塞。这种血栓叫做附壁血栓。二是发生在下肢动脉，这种血栓就是由于长时间静坐引起的。血栓一旦脱落，会随着血液循环进入肺部，导致肺栓塞，严重时，可以造成患者猝死。

（2）静脉血栓诱发冠心病猝死。静脉血栓的发病率为1%～6%，尤其是深静脉血栓。由于这种血栓脱落后会随着下腔静脉进入肺动脉，肺动脉非常狭窄，血栓容易被堵住，随之造成肺动脉栓塞。肺动脉栓塞后，引起冠状动脉痉挛，导致心肌痉挛，造成猝死。

综上所述，久坐致心血管病变的主要原因就是由于血液流通不畅，发生血栓，血栓脱落后形成的栓子堵塞重要的人体器官。产生这种症状时，患者往往会认为是肌肉拉伤，多半会采用按摩、热敷的方法来缓解，以致延误治疗，危及生命。

冠心病患者夏季一定要注意哪两件事

（1）不可饮冰水。夏季气温较高，许多人喜欢喝冷饮、冰水之类的防暑降温饮品。但这种降温方法对于冠心病患者而言是非常不利的。医学试验表明，饮用 3 杯以上的冰水，心电图就会有较大的变化，短时间内饮用大量的冰水会导致冠心病发作。因此，冠心病患者在饮用冰水等冷饮时应适量，不可因贪图一时凉爽，而招来无妄之灾。

（2）不可在高温时段外出。中午到下午两点时分是一天中气温最高的时段，冠心病患者应注意休息，尽量不要在这段时间内外出，以免高温诱发中暑，导致病情发作。

（3）冠心病患者在夏季应注意补充水分。人 1 天通常要喝 8 杯水才能满足身体需求。夏季气温高，人体内的水分会大量散失，须及时补充，以免造成脱水。正常人体内水分充足的标准是 1 天内排尿量为 1500 毫升，冠心病患者可依此调节自己的饮水量。

垂钓对冠心病患者有哪些好处

垂钓是一项有益于身心健康的户外活动，对于高血压、冠心病患者的康复很有益处：

（1）适于钓鱼的地方多在郊外，无论是步行还是乘车，或骑车前往，这本身就是一种身体锻炼。而且，钓鱼者一心想尽快赶到目的地，所以，虽赶路却不知疲倦，在兴趣盎然的状态中锻炼了身体。

（2）钓鱼可以陶冶人的情趣。垂钓的场所多处于青山相依、绿树环绕、碧波荡漾的环境中,那里空气清新、鸟语花香、环境宜人,令人心旷神怡、悠然自乐,有利于人体的新陈代谢。加之垂钓之时,人的眼、脑、心专注于浮标的动静,一切杂念尽抛脑后,从而使垂钓者的身心得到最大的放松。

（3）钓鱼能磨炼性格。俗话说"稳坐钓鱼船",就反映出了钓鱼者应有的素质。垂钓者不可性急,应追求"姜太公钓鱼"的意境。因而,对于平素性情急躁的人来说,钓鱼不失为一种适宜的娱乐健身活动。钓鱼的乐趣,只有钓鱼者才能体会到,冠心病患者不妨一试。

保持牙齿清洁和预防心脏病有什么关系

由于长期不刷牙或者刷牙方法不当,食物碎屑、寄生菌、唾液黏性成分及脱落的上皮细胞等可混合形成牙菌斑,它分泌酵素及毒素,破坏牙齿与牙周组织;牙菌斑钙化成为牙结石,对牙龈及牙槽骨的损害作用更大。牙菌斑中的细菌菌体蛋白进入发炎的齿龈与牙周组织的毛细血管里,造成静脉血凝集,这便铸成了潜在的心脏病发作的病理基础。医学家们的多项研究得出了相同的结论,即牙齿与牙龈的感染确实是诱使心脏病发作的独立的危险因素,坏牙诱使心脏病发作的风险大于正常牙两倍,所以不可低估它的危害性。

因此,人们应当高度重视口腔卫生保健,保持牙齿的清洁,每餐后及睡觉前认真刷牙,掌握正确的方法。同时应用牙签、牙线等清除牙缝隙间的牙菌斑。牙膏可先用含氟及抗牙菌斑的剂型,还可配用消炎抗感染的漱口水等。还要至少每半年到一年请医生检查口腔及洁齿一次,去除牙石,治疗牙周病,这样便可以大大减少心脏病发作的概率。

男性献血为什么可预防心脏病

研究认为,中年男子每年献血 550 毫升,患心脏病的风险将减低 86%。因为当男子年过 40 岁,由于体力活动的减少和生活水平的提高,体内脂肪容易积存,许多人的血脂长期处于较高的水平。定期献血则可降低血液的黏稠度,也就减轻了动脉硬化的隐患。

人体内的铁含量超过正常值的 10%,罹患肿瘤的概率就提高,脑血栓和心肌梗死的发病也增多。适量献血,特别是男人献血能改善血液中制造红细胞的铁的含量。献血后,体内铁元素含量会适当降低,从而减少上述疾病的发生。

对冠心病患者的护理应注意哪些问题

冠心病患者在康复期间,做好生活护理是非常重要的。患者和护理人员应注意以下几点:

(1)生活规律。睡眠要充足,努力养成早睡早起、午间小憩、清晨醒后静卧几分钟后再起床的好习惯,晚间看电视的时间不宜过长。要根据身心情况坚持散步,每天不少于 30 分钟。睡觉前最好不要做紧张剧烈的运动。外出散步要注意安全,防止跌伤。

(2)饮食均衡。饮食上注意要低盐低脂,应尽量给予患者口感软、易咀嚼、易消化、含较多纤维素、新鲜的多样化食物。同时要防止发生便秘。

（3）定期体检。应按保健医生的意见检查血压、心电图、血糖、血脂等，如果病情发生变化，应及时就医。

（4）要严格遵守医嘱，坚持服药，并要学会和掌握一些自我保健及急症救治技能。

（5）冬季保暖，夏季防暑。

（6）禁烟，限酒。

冠心病患者为什么不宜晨练

清晨，是人们进行体育运动和患者进行康复锻炼的黄金时间。但调查发现，清晨又是心脏病发作的"高峰期"，在1天24小时中，上午6：00～9：00心脏病最易发作。其原因可能为：

（1）上午动脉血压较高，增加了粥样硬化斑块断裂的可能性，促使血栓形成的胶原纤维暴露出来，血小板聚集进一步增加，在粥样硬化的冠状动脉损伤处形成血小板凝集物，引起继发性缺血，导致心脏病发作。

（2）上午交感神经系统活动性增高，心肌生物电不稳定性增加，易激发致死性心律失常，引起猝死。

所以，冠心病患者在进行体育锻炼时，最好避开心脏病发作的"高峰期"，安排在下午及晚上为好。

适当的锻炼对冠心病患者康复有什么益处

研究证实，体力活动少或缺乏体育锻炼和冠心病的发病有关，因此进行适当的体育锻炼，对冠心病患者的康复是大有裨益的。这些益处主要体现在以下 6 个方面：

（1）体育锻炼可以扩张冠状血管，促进侧支循环的形成，改善心肌供血，增加心脏泵血功能。

（2）体育锻炼可降低血三酰甘油、低密度脂蛋白胆固醇水平，提高高密度脂蛋白胆固醇水平，从而可防治动脉粥样硬化及其继发的冠心病，对防止血栓和心肌梗死有重要意义。

（3）体育锻炼是减肥的重要措施。很多冠心病患者过于肥胖，而过于肥胖者因心血管疾病致死的概率比正常体重的人高 62%。

（4）体育锻炼可改善骨骼肌代谢，减少运动时的能量需求量，从而减轻心脏的负荷，增加心功能储备，并改善体力。

（5）体育锻炼是防治高血压病的有效辅助方法，而高血压又是冠心病的易患因素。

（6）体育锻炼可放松情绪，增加冠心病患者的生活乐趣，这对冠心病患者的身心健康都有好处。

冠心病患者的锻炼要本着什么原则

患者参加运动，应从小运动量开始，遵循缓慢柔和的原则，逐步增加运动量，运动强度不宜过大。临床实践表明，40 岁以上的冠心病患者，锻炼时最高心率以每分钟不超过 120 次为宜，有心绞痛史的患者锻炼时的最高心率宜在每分钟 110 次以下。患者在运动中的变化应及时与医生联系。此外，冠心病患者的康复锻炼贵在坚持，决不可"三天打鱼两天晒网"。因为康复运动与药物治疗是有区别的，服用药物后，药效可能很快就会显现出来,但运动却不会马上取得明显的效果,必须持之以恒,短时间的锻炼是没有作用的。有的患者锻炼了一段时间见没有效果就放弃了,结果前功尽弃;而休息一段时间后再锻炼,对健康也没有什么好处。因此,冠心病患者进行康复运动,持之以恒最为重要。

冠心病患者运动前后要做好哪两件事

（1）做好准备活动。在运动之前,人的机体通常处于休息或迟钝状态,冠状动脉没有充分扩张。因此,应当用 15 分钟左右的时间,活动身体的每个部位,如颈部、腰部、手、脚等,使全身的每个部位提前进入运动状态,也让内脏各部器官有一个缓冲的时间。

（2）运动后不宜马上休息。在运动的时候,身体的各个器官都处于紧张、充血的状态,如果突然停止运动,会产生非常严重的后果。因此在结束运动之前,应当逐步减少活动量,让血液流速逐渐减缓后停止。

冠心病患者锻炼选择有氧运动好处在哪里

临床实践证明,各种类型的运动虽均可改善冠心病患者的病情,但以有氧运动效果最佳。因为有氧运动能锻炼心、肺等器官,加速冠状动脉和心肌病变的恢复。不仅如此,坚持做有氧运动,还能把沉积在血管壁上的胆固醇转运出去,从而减轻动脉粥样硬化程度。而且冠心病患者坚持做有氧代谢运动,可提高心脏的应变能力,减少心源性猝死的发生机会。

冠心病患者运动量怎样才算适当

运动量主要由运动强度、运动持续时间及运动次数组成，三者可相互协调。

运动强度是保证既达到运动效果又不致引起危险的重要指标。运动强度可分为 3 级：低强度、中等强度及较大强度。它是以机体运动时耗氧量的多寡来衡量的，耗氧量愈大，运动强度就愈大。但由于临床测定耗氧量较难，所以在实际运动中常以心率作为衡量运动强度最实际的指标。这是因为运动时心率与耗氧量平行，测定心率又简便易行，容易掌握。患者只需数自己的脉搏 15 秒，再乘以 4，即得到每分钟的心率。但这种方法只适合无心律失常的患者。低、中等强度运动时最高心率分别为 100 次 / 分、100～120 次 / 分。一般来说，冠心病患者从事低至中等强度的运动即可达到锻炼目的。

运动次数：每周运动 3～5 次即可达到锻炼目的。

运动时间：每次 30～40 分钟为宜。包括准备运动 5～10 分钟；正式运动 15～20 分钟，这个期间可达到预计的心率；整理运动 5～10 分钟。

一般来说，运动后收缩压轻度增高（收缩压增高不超过 20 毫米汞柱）、心率增快（活动后心率与活动前比不超过 20 次 / 分或活动中最高心率不超过 120 次 / 分）属于正常反应。但如果在活动中出现气短、心绞痛、心律失常、头晕、恶心、面色苍白及活动后出现长时间疲倦、失眠等，即是在提示这次运动已经过量，应该在下次运动时减量或暂停运动。

冠心病患者为什么比较适合打太极拳

太极拳是我国传统运动方式中的一颗明珠，一直在我国民间流传，其动作柔软流畅，和缓放松，是一种卓有成效的保健拳法。长期练习，能起到强身健体、防治疾病的作用，长久以来为人们尤其是中老年人所喜爱。研究发现，练习太极拳对防治冠心病有一定的疗效。太极拳要求呼吸深长自然，气沉丹田，心情平静，心无杂念，这样有益于加强呼吸功能，改善血液循环，反射性地刺激冠状动脉扩张而增加心肌营养。打太极拳要求保持情绪稳定，所有这些都有利于防治冠心病。而且对一些慢性病，如高血压、慢性支气管炎等也有一定的防治作用。练太极拳应该注意持之以恒，运动量不宜过大。

冠心病患者选择步行锻炼有什么益处

在对冠心病患者施行体育疗法时，步行锻炼是一种行之有效的方式。

步行锻炼最好是定量步行，包括在平地上行走以及上坡和下坡锻炼（3°～20°坡度）。步行的距离、登坡的坡度和次数、行进的速度和中间休息的时间和次数，要视患者病情轻重和锻炼时间长短而定。一般是距离由短而长，速度由慢而快，循序渐进，逐步增加。冠心病患者步行锻炼时，运动量应以无明显疲劳或不适为宜。步行锻炼的速度，应根据个人健康状况而定，可选慢速步行（60～70步/分）、中速步行（80～90步/分）或快速步行（100步/分），每次走20～60分钟，可起到健身作用。

步行锻炼前，应多喝些水。锻炼时要做到肌肉放松，不要过分拉伸各关节，以免造成肌肉过度紧张。有效的步行锻炼方式是：头正视前方，腰板挺直，自然行走。锻炼时间选择黄昏较好，因为心跳的频率在黄昏这段时间较平稳且偏低，这时进行步行锻炼，所引起的心跳速度及血压上升的幅度较低，对冠心病患者的健康有利。另外，冠心病患者在临睡前做10～20分钟的步行锻炼，能使身体处于较好的充氧状态，不仅可以睡得好，而且也可使白天的疲劳恢复速度大大加快。

冠心病患者跑步运动要注意什么

跑步运动是运动量大于散步的一种锻炼方法，与步行不同的是下肢负荷大，速度快。较长距离的慢速跑步，能显著增加肺排气量和氧气吸入量，明显改善有氧代谢，能加速冠状动脉的血液循环，改善心肺功能，增强心脏对运动负荷的适应能力，借以达到防治冠心病的目的。慢跑时应穿运动鞋及宽松的衣裤，保持轻松的步伐，注意地面平整与否和环境中是否有影响跑步的障碍物，以免发生意外伤害。为了更适合于冠心病患者锻炼，近年来有人提出散步与慢跑交叉进行的锻炼方法，这种锻炼方法的特点是将耐力与强度相结合，克服了单纯跑的弊端，值得提倡。

需要注意的是，跑步毕竟是一种体力消耗很大的运动，对老年冠心病患者或体质较差且无运动基础的人来说，不宜采取此种运动，以免发生意外。

冠心病患者游泳好处在哪里

游泳是一项全身性的运动锻炼。它的特点是借助水的浮力作用来增强四肢肌力，改善关节功能。游泳时，人在水中，胸部可受到较高的水压，通过深呼吸完成呼吸动作，使呼吸肌得到锻炼，同时也增加心血管系统的负荷和对氧的吸收率，增强了心肺功能。游泳的水温多在30℃以下，属于冷水浴场，冷水对人体的物理、化学刺激作用，可使血管发生收缩舒张变化，引起心率和心脏收缩力改变，从而增强心脏功能。

此外，人在含盐多的大海、盐湖、矿泉湖中游泳时，其化学物质会刺激皮肤的末梢神经和周围血管，具有改善血液循环的作用。游泳对冠心病患者来说，不失为一种良好的锻炼项目，如果学会游泳，将会受益匪浅。它不仅能洁身净体、消除疲劳，而且也使患者在优美的景色、充足的阳光、清新的空气中消除紧张心理，有利于冠心病的康复。

游泳虽好，但对冠心病患者来说，以下几点需要注意：

（1）不要单独行动。

（2）由于体温、水温有差异，为了缩小差异就必须做好入水前的热身活动。

（3）同任何一种体育锻炼一样，游泳的速度、距离、时间要量力而行。

（4）要熟悉游泳环境，避免意外事件发生。

（5）对于病情不稳定的冠心病患者，游泳暂应禁忌。

冠心病患者爬山要注意什么

在爬山的过程中，人体的各个器官都在不停地工作，呼吸加快，这样会增加心脏中的氧气含量；通过下肢的移动，能够促进全身的血液循环。由于腿部的肌肉收缩，使心跳加快，心脏的负担随之增大；血流加速，冠状动脉中的血流量也在增加，这样既锻炼了心脏，同时又加快了新陈代谢的速度。在山顶远眺时，呼吸到新鲜空气还会让人觉得心旷神怡、身心舒爽。

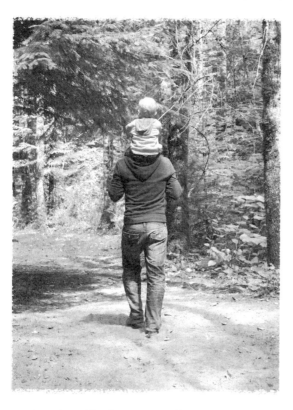

因此，身体素质相对较好的冠心病患者宜进行爬山运动。但在选择这项运动时，要注意以下几点：

（1）身体状况不佳者不宜爬山。例如，近期发生过心绞痛、心律失常，或发病频率较高的患者不宜选择此项运动。

（2）不可选山高境险处爬山。因为爬山对人的体力要求较高；而且山顶地势险要，可能会出现缺氧的情况，这对冠心病患者是极为不利的。其次，一旦犯病不利救治。

（3）事先一定要随身携带药物及饮用水。

冠心病患者怎样做"舌操"

中医认为舌为心之苗，心开窍于舌，所以舌和心有着密切的关系。又因为心藏神，脑也属心藏神的范围，所以心脑都跟舌密切相关。因此有冠心病、脑供血不良、脑梗死、脑痴呆的老人，要常做舌操，以防舌麻和舌体不灵活。另一方面，做舌操也可促进心脑的血液循环，缓解病情。

舌操具体步骤如下：

（1）先闭目调息，全身放松。

（2）把舌头伸出又缩回，反复做 30 次。然后把舌体向左右口角来回摆动 30 次，再把舌头向口腔顶部做上翘、伸平 30 次，再做几次顺、逆时针搅拌即可，如把舌搅拌的口津咽下效果更好。

（3）用右手示指及大拇指轻轻按摩舌根及舌体数次（易发生恶心的人可以不做）。

（4）练快言快语，快数到 100，可以增强舌头灵活性。

（5）自己按摩劳宫穴（手心正中）、神门穴（手掌根部横纹尺侧凹陷内）、廉泉穴（喉结上方、舌骨下缘凹陷处）、通里穴（神门穴上 1 寸或手腕尺侧横纹上 1 寸处）、承浆穴（唇下正中凹陷处），每日早晚两次。

哪些冠心病患者绝对不可运动

有下列病情的冠心病患者不宜运动，否则不但不能强身健体，还可能加重病情：

（1）不稳定型心绞痛。

（2）急性心肌梗死早期。

（3）恶性室性心律失常。

（4）明显的缺血性心力衰竭，伴有心脏增大。

（5）严重的主动脉或主动脉瓣狭窄。

（6）主动脉夹层动脉瘤。

（7）冠心病伴有高血压，血压在Ⅲ级以上（≥180/110毫米汞柱）且未得到控制。

冠心病患者在什么样的天气下不可进行室外运动

冠心病患者在高温、寒冷、阴雨、潮湿的情况下，都不适宜室外运动。

在高温天气状况下运动时，身体排汗较多，若不能及时补水，血液将会浓缩，从而导致心肌供血不足。另外，由于天气炎热，可能会使患者情绪激动，如果过分用力，会造成心肌缺氧，诱发心血管疾病。

冬季寒冷的时候，冠状动脉内沉积的脂质就会形成粥样硬化物，供应到心肌的血液量随之减少，以致引起心肌缺血；同时冠状动脉及外周动脉因寒冷引起的痉挛还会导致血压升高，心肌耗氧量增大，心肌的血液和氧气的供给矛盾加剧，从而引起病发。

阴雨、潮湿的天气，空气湿度大，气压较低，空气的湿度能够影响身体表面汗液的蒸发，导致体内的换气功能降低，心肌的需氧量也由此增大，造成心肌缺血、缺氧，这也是导致冠心病发作的原因之一。

各种心脏病患者的
饮食调养

膳食纤维能吸附胆固醇，阻止胆固醇被人体吸收，并能促进胆酸从粪便中排出，减少胆固醇的体内生成，故能降低血胆固醇。

各类心脏病患者的饮食原则

冠心病患者日常饮食原则是什么

（1）控制热量,保持理想体重。

（2）控制脂肪摄入的质与量。许多研究证明,长期食用大量脂肪是引起动脉硬化的主要因素,而且还证明脂肪的质对血脂的影响更大。饱和脂肪酸能升高血胆固醇,多不饱和脂肪酸则能降低血胆固醇,一般认为膳食中多不饱和脂肪酸、饱和脂肪酸、单不饱和脂肪酸之比（P：S：M）以 1：1：1为宜。膳食胆固醇含量对体内脂质代谢会产生一定影响,应适当加以控制。

（3）控制食糖摄入。碳水化合物是机体热量的主要来源,碳水化合物摄入过多（在我国人民膳食结构中就是主食量过多）,可造成热量入超,在体内同样可转化生成脂肪,引起肥胖,并使血脂升高。研究证明,在碳水化合物中升高血脂的作用,果糖高于蔗糖,蔗糖高于淀粉。美国、加拿大等国,人们的食糖量可占每日热量的 15％～20％,其冠心病发病率远高于其他国家和地区。因此,要严格控制糖类（碳水化合物）摄入总量,尤其是控制食糖摄入量,一般以不超过总热量的 10％

为宜。

（4）适当增加膳食纤维摄入。膳食纤维能吸附胆固醇，阻止胆固醇被人体吸收，并能促进胆酸从粪便中排出，减少胆固醇的体内生成，故能降低血胆固醇。在防治冠心病的膳食中，应有充足的膳食纤维。

（5）控制钠盐的摄入。钠盐在某些内分泌作用下，能增加血管对各种升压物质的敏感性，引起细小动脉痉挛，使血压升高。钠盐还有吸附水分的作用（为了保持一定的渗透压）。根据实验，每1克盐在体内携带水分200毫升左右。如果体内钠盐摄入过多，水分就要按比例增加，全身血容量也就增多，直接增加心脏负担，往往会诱发心绞痛或加重心力衰竭的程度。因此，冠心病患者在饮食中必须限制盐的摄入，采用低钠饮食，一般每日不超过5克（正常人每日需要盐10～12克）。如患者出现全身水肿、肝肿大、尿量减少、呼吸困难、不能平卧，说明已发生了心力衰竭，此时应给患者无盐饮食，同时严格控制饮水量，待病情好转后，再逐步恢复正常饮食和饮水量。

（6）提供丰富的维生素。维生素C能促进胆固醇生成胆酸，从而有降低血胆固醇作用；还能改善冠状循环，保护血管壁。烟酸也叫尼克酸，是B族维生素之一，它能扩张末梢血管，防止血栓形成；还能降低血中三酰甘油的水平。维生素E具有抗氧化作用，能阻止不饱和脂肪酸过氧化，保护心肌并改善心肌缺氧，预防血栓形成。

（7）保证必需的无机盐及微量元素供给。碘能抑制肠道吸收胆固醇，降低胆固醇在血管壁上的沉着，故能减缓或阻止动脉粥样硬化的发展，常食海带、紫菜等含碘丰富的海产品,可降低冠心病发病率。膳食中钙、镁、钾、钠、铜、铬等也与冠心病发病率有关。

（8）少食多餐。冠心病患者宜采用定时、定量和少食多餐的方法。一日最好吃 4~5 餐,每餐八分饱,如果每餐都吃得过饱,使胃腔过大,经常处于紧张状态,就会影响膈肌活动。所以,冠心病患者切忌暴饮暴食。

（9）饮酒要适量。酒内含有乙醇,而乙醇可兴奋大脑,有促进血液循环和帮助消化的作用。如果血压不高、无肝病和溃疡病,每日早晚可少量饮些酒（1~2 杯）,这对冠心病的恢复是有一定好处的。

（10）禁止吸烟。香烟含有的尼古丁可以引起血管收缩,促使血压升高、心跳增快、心肌耗氧量增加,降低心脏功能,从而加重心脏的负担,这也是诱发心绞痛的常见因素之一,所以冠心病患者要严格禁止吸烟。

风湿性心脏病患者日常饮食原则是什么

（1）多摄入蛋白质。多种蛋白质食物与风湿性心脏病危险性显著下降有关,所以选择蛋白质食品是最理想的,如瘦肉、大豆、坚果、禽肉和鱼。研究发现,每日 25 克大豆蛋白可以降低总胆固醇和低密度脂蛋白胆固醇水平。膳食中含有其他豆类也是有益的,因为它们是可溶性纤维的丰富来源。

（2）多吃鱼。鱼中的 $\omega-3$ 脂肪酸的确可以降低风湿性心脏病的危险性,因此医生建议,每周至少应食用 2 次鱼（尤其是含油的鱼）。$\omega-3$ 脂肪酸存在于鲭鱼、湖虹鳟、鲱鱼、沙丁鱼、长鳍金枪鱼和鲑鱼中。由特殊饲料喂养的鸡所产的蛋

也含有 ω-3 脂肪酸,这种鸡蛋也是 ω-3 脂肪酸的一种来源,其他来源包括大豆、亚麻籽、菜籽油、橄榄油和许多坚果以及种子等。

（3）多吃蔬菜和水果。在预防风湿性心脏病方面,最重要的可能是维生素 A（或其前体 β 胡萝卜素）、维生素 C、维生素 E、钾和各种植物性化学物质（包括类黄酮物质以及含硫化合物,如蒜素）以及膳食纤维。富含 β 胡萝卜素的食物包括：胡萝卜、南瓜、山药、桃、杏、菠菜和椰菜。维生素 C 的良好来源包括胡椒、绿叶蔬菜、椰菜、西红柿、马铃薯、草莓、橙子、柚子和其他橘类水果。维生素 E 的最好来源是鳄梨、植物油、麦芽和坚果。

（4）减少盐摄入。钠摄入与血压直接相关,高血压是风湿性心脏病和脑卒中的主要危险因素,因此建议,每天盐的摄入量应限制在 5 克以下,这不仅是外加的盐,也包括酱油、咸菜等。

（5）多吸收有益于心脏健康的 B 族维生素。同型半胱氨酸是体内蛋白质分解的天然产物,其在血液中含量的升高与心脏和血管疾病危险性增加有关。研究发现,叶酸、维生素 B6 和维生素 B12 共同使用,可以降低血液中同型半胱氨酸水平,因此在每日膳食中增加这些维生素很有意义。可以大量食用多种蔬菜、水果和豆类,适量食用禽肉、鱼和牛肉。茶（包括绿茶和红茶）也是类黄酮物质的有效来源。

（6）缓进饮料。一次性喝大量的水、茶、汤、果汁、汽水或其他饮料时,会迅速增加血容量,进而增加心脏负担。因此进食饮料不要太多,最好一次不超过 500 毫升。需要多喝水时,分成几次喝,每次少喝一点,相隔时间长一些。

（7）常饮柠檬汁。口服柠檬汁对风湿性心脏病有良好的疗效。实验表明，柠檬汁具有抑制导致风湿热的链球菌的能力。柠檬汁的饮用方法是从第 1 天开始，每天口服柠檬汁 10 毫升，以后每天加服 10 毫升，一直加服到每天 300 毫升为止，然后又逐日减少 10 毫升，直至减少到最初的每日 10 毫升为止。一般经过这样两个疗程，风心病病情会显著好转。

肺源性心脏病患者日常饮食原则是什么

1. 一般原则

（1）饮食要有节制。肺心病病程长、消耗大，同时由于右心功能不全导致胃肠道瘀血，影响消化与吸收，使食欲减退。所以应给患者提供营养丰富、易消化吸收的饮食，应多食用牛奶、鸡蛋等以补充优质蛋白质。要注意少食多餐，这样既保证了营养供给，又不致加重胃肠负担。

（2）注意五味调和。饮食有酸、甜、苦、辣、咸五味之分，不同的疾病对五味有不同的忌。如呼吸困难、咳嗽者应忌食辣品；伴有心功能不全者宜食用低盐饮食；有高血压、动脉硬化的患者，应进低脂饮食。中医学认为，过食肥甘厚味，易助湿、生痰、化热；过食生冷食物，易损伤脾胃阳气，以致寒从内生；偏食辛辣等刺激性食物，又能使肠胃积热，内生火热毒邪。所以决不能单纯按个人嗜好而偏食。当然，烹调也要讲究五味调和，使饭菜美味适口，以增加患者的食欲。

（3）要与寒热症相应。中医学认为，饮食要与病情寒热相适应。疾病有寒症热症之分，饮食也应注意与寒热相应。肺心病缓解期多为肺、脾、肾阳气虚弱的虚寒症候，故宜吃温热的饮食,忌生冷咸寒饮食;急性发作期多有痰热之邪,应忌辛温燥热和肥甘厚味之品。

(4)以清淡素食为主。中医历来主张素食养生,百姓常说"鱼生火,肉生痰,青菜萝卜保平安"。当今世上许多长寿老人的养生秘诀,大多也是以素食为主。肺心病患者体力差、活动少,易发生便秘,又由于消化功能障碍,食肉食则不易消化,因此,患者在饮食选择上应以清淡素食为主。

2. 能量计算原则:

(1)医学上常根据哈里斯–彭匿狄开特(Harris—Benedict)方程式来计算人们的每日基本能量及蛋白质需求量(BEE),其单位是千卡(kcal,又称"大卡"),1千卡 =4.184千焦。具体是:男性BEE=66+137×体重(千克)+5×身高(厘米)—6.8×年龄(岁);女性 BEE=66.5+9.6×体重(千克)+1.7×身高(厘米)—4.7×年龄(岁)。

对于肺心病患者来说,由于千克体重耗能增高,因此,在计算 BEE 时还要乘上一个校正系数 C(男 1.16,女 1.19)。要纠正患者降低的体重,基本能量需求量应增加 10%。如果患者有轻微体力活动,还应再增加 30%。

例如:一位营养不良的肺心病患者,每日热量供给 = 哈里斯–彭匿狄开特值 ×C(校正系数)×1.1×1.3。

如果是肺心病急性呼吸衰竭进行人工通气的患者,由于分解代谢增加,要补充额外消耗,蛋白质供给量须增加20%~50%。

(2)饮食中碳水化合物的比重不能过大,因为太多的碳水化合物可增加二氧化碳的生成,增加呼吸功。碳水化合物代谢的呼吸商(呼吸商是医生用仪器或有关公式计算出的一个营养方面的数值）是 1，比蛋白质和脂肪要高。当呼吸商>1 时，表示有脂肪合成。碳水化合物输入过多还可诱发胰岛素释放，使葡萄糖和磷酸结合进入骨骼肌、肝脏，这样使原来营养低下时产生的低磷酸血症进一步加剧，使呼吸衰竭更加严重。因此，在什么阶段应给患者吃什么食物、吃多少，都要根据医护人员的科学指导，才能发挥真正的营养疗法的作用。

（3）摄入蛋白质的量应适当。过量的蛋白质，会使中枢的通气驱动作用增强，使每分钟通气量增大，从而增加呼吸负荷，反而不利于患者的恢复。如果合并肾功能损伤，蛋白质的供给量更应相对减少。在营养比例上，最好是：碳水化合物占 50% ~ 60%，蛋白质占 15% ~ 20%，脂肪占 20% ~ 30%。

心绞痛患者日常饮食原则是什么

（1）限制全天总热量的摄入量，以每日每千克标准体重摄取 8 (3) 6 ~ 10 (4) 5 千焦为宜。还应根据体重增减、有无发热及病情轻重作适当调整。肥胖者则应适当限制热量摄入，减轻体重以缓解心脏负担。

（2）限制脂肪的摄入量，全天脂肪供给量一般不宜超过50 克，或占总热量的 20% ~ 25% 即可。应选择含多不饱和脂肪酸高的食用油，如植物油、花生油等。伴有高胆固醇血症的患者应该限制含胆固醇高的食物，如鸡蛋黄、动物内脏及脑、沙丁鱼、鱿鱼等，全天胆固醇的摄入量限制在 300 毫克以下。

（3）蛋白质的供给量应占全天总热量的 12% ~ 14%，或按每日每千克标准体重 1.0 ~ 1.2 克标准供给。其中优质蛋白质应占总蛋白质的 40% 以上，来源于鱼类、禽类、奶类及其制品、豆制品等,并根据患者的具体情况作适当调整。

（4）碳水化合物的供给应保持一定比例,一般认为以占全天总热量的 60%～65% 为宜。主食应选择富含膳食纤维的粗杂粮,如燕麦、荞麦、玉米等,减少富含单糖、加工过精过细食品的摄入,这样有利于降低血脂,防止便秘。

（5）维生素要充足,尤其是维生素 C、B 族维生素、烟酸及维生素 E 等。维生素 C 可以促进胆固醇的羟基化,降低血胆固醇水平;B 族维生素能维持生物膜和毛细血管壁正常的渗透性,并可以增加血管壁的韧性和弹性;烟酸和维生素 E 则可以软化血管,防止胆固醇在血管壁上沉积,并预防血栓的形成。

（6）适当增加膳食纤维的摄入水平,对促进肠胃蠕动、减少胆固醇吸收、防止便秘有利。一般以每日摄入 15～20 克为宜。膳食纤维来自食物中的麸皮、各类蔬菜、瓜果及菌藻类食物。

（7）少食多餐,1 日 4～5 餐,饮食应新鲜、可口、易消化。在不妨碍营养治疗原则的前提下,应照顾患者的饮食习惯。

（8）注意烹调方法,合理加工,注重食物的色、香、味、形。

心肌炎患者日常饮食原则是什么

（1）采取低热量饮食,以减轻心脏的负荷。在发病初期,每日热量摄入应为 2092～3347 千焦,容量为 1000～1500 毫升。

（2）少食多餐,每餐不可吃得太饱,晚餐应尽量少吃。选择合理的就餐时间:早 7:00,上午 9:00,中午 11:00,下午 3:00,晚上 6:00。

（3）注意补充蛋白质，膳食宜平衡、清淡和富有营养，保证心肌的营养供给充足，促进患者早日康复。

（4）避免过冷、过热和刺激性食物，不饮浓茶、咖啡等。

（5）注意钠、钾平衡，适当增加镁的摄入，这有利于防止心律失常、心力衰竭的发生和发展。

（6）心肌炎和心肌病并发左心衰竭者，胃肠道功能紊乱，饮食更应注意。应适当限制盐类，避免食用腌制品或其他含盐量高的食物，每日盐摄入量以 2 ～ 5 克为宜。而重度或难治性心力衰竭患者，盐摄入量应控制在每日 1 克。衰竭发病开始的 1 ～ 2 日，给予患者少量流质食品，每日 6 ～ 7 次，每次 100 ～ 150 毫升；待病情稳定后可改为半流质或普通饮食。

心力衰竭患者日常饮食原则是什么

（1）限制钠盐的摄入。为预防和减轻水肿，应根据病情选用低盐、无盐、低钠饮食。低盐即烹调时添加盐 2 克 / 天；盐含钠 391 毫克 / 克，或相当于酱油 10 毫升。全天主副食含钠量应少于 1500 毫克。无盐即烹调时不添加盐及酱油，全天主副食中含钠量小于 700 毫克。低钠即除烹调时不添加盐及酱油外，应用含钠在 100 毫克 / 分升以下的食物，全天主副食含钠量小于 500 毫克。值得注意的是，尿频时应适当增加盐的量以预防低钠综合征。

（2）合理摄入水分。充血性心力衰竭患者，水的潴留主要继发于钠的潴留。身体内潴留 7 克氯化钠的同时，必须潴留 1 升水，才能维持体内渗透压的平衡，故在采取低钠饮食时，可不必严格限制进水量。事实上，摄入的液体反可促进排尿而使皮下水肿减轻。在严格限制钠盐摄入的同时,每日摄入 2000~3000 毫升水分,则钠和水的净排出量比每日摄入量 1500 毫升时高,但超过 3000 毫升时则不能使钠和水的净排出量有所增加,加上过多的液体摄入可加重循环负担,因此主张对一般患者的液体摄入量限为每日 1000~1500 毫升(夏季可为 2000~3000 毫升),但应根据病情及个体的习惯而有所不同。对于严重心力衰竭,尤其是伴有肾功能减退的患者,由于排水能力降低,故在采取低钠饮食的同时,必须适当控制水分的摄入,否则可能引起稀释性低钠血症,此症为顽固性心力衰竭的重要诱因之一。一旦发生此种情况,宜将液体摄入量限制为 500~1000 毫升,并采用药物治疗。

(3)热量和蛋白质不宜过多。一般说来,对心力衰竭患者的蛋白质摄入量不必限制过严,每日每千克体重 1 克,50~70 克为宜。但当心力衰竭严重时,则宜减少蛋白质的供给,减至每日每千克体重 0.8 克。蛋白质能增加心脏额外的能量要求和机体的代谢率,故应不同程度地限制蛋白质摄入。此外,肥胖不但加重心脏本身的负担,还对循环或呼吸不利,特别是当心力衰竭发生时,由于它可引起膈肌抬高,肺容积减少及心脏位置的变化,从而加重病情。因此,宜采用低热量饮食,以使患者的净体重维持在正常或略低于正常的水平。而且低热量饮食不仅可减少身体的氧消耗,也能减轻心脏的工作负荷。

(4)碳水化合物的摄入。一般以每日摄取 300~350 克为宜。因其易于消化,在胃中停留时间短,故排空快,可减少心脏受胃膨胀的压迫。宜选含淀粉及多糖类食物,避免过多蔗糖及甜点心等,以预防胀气、肥胖及三酰甘油升高。

（5）限制脂肪摄入。肥胖者应注意控制脂肪的摄入量，以 40～60 克／天为宜。脂肪产热能高，能抑制胃酸分泌，在胃内停留时间较长，不利于消化；过多的脂肪还可能包绕心脏，压迫心肌，令人感到闷胀不适。

（6）注意补充维生素。充血性心力衰竭患者一般胃纳较差，加上低钠饮食缺乏味道，故膳食应富含多种维生素，如鲜嫩蔬菜、绿叶菜汁、山楂、鲜枣、草莓、香蕉、橘子等，必要时应口服补充 B 族维生素和维生素 C 等。缺乏维生素 B_1 可招致脚气性心脏病，并诱发高排血量型的充血性心力衰竭竭。缺乏叶酸可引起心脏增大伴充血性心力衰竭。

（7）保持电解质平衡。

① 充血性心力衰竭中常见的电解质紊乱之一为钾的平衡失调。由于摄入不足，丢失增多或利尿剂治疗等都可出现低钾血症，引起肠麻痹、心律失常，诱发洋地黄中毒等，这时应摄食含钾高的食物，如干蘑菇、紫菜、荸荠、红枣、香菜、香椿、菠菜、苋菜、马铃薯、香蕉及谷类等。如因肾功能减退，出现高钾血症，则应选择含钾低的食物。

② 钙与心肌的收缩性密切相关。高钙可引起期外收缩及室性异位收缩，低钙又可使心肌收缩性减弱，故保持钙的平衡在治疗中有积极意义。

③ 镁能帮助心肌细胞解除心脏的毒性物质，能帮助维持正常节律。充血性心力衰竭患者可因摄入不足、使用利尿剂等药物导致排出过高或吸收不良，使镁浓度降低，如不及时纠正，可进一步加重心力衰竭，直至诱发洋地黄中毒。因此，增加镁的摄入对治疗心力衰竭十分有利。

心肌梗死患者日常饮食原则是什么

（1）选择低脂、低胆固醇饮食。心肌梗死患者每日胆固醇总摄入量应控制在 300 毫克以内，应以花生油、香油、豆油、菜籽油、玉米油为烹调用油，并避免食用过多的动物性脂肪及含胆固醇高的动物内脏，可以适当吃些豆类及豆制品。

（2）补充微量元素碘、镁。碘是维持甲状腺功能不可缺少的元素，还可以减少胆固醇和钙盐在血管壁的沉积。含碘丰富的食物有海带、紫菜、海鱼、虾、蚶、海蜇、海参等。镁则可以提高心肌的兴奋性，若体内缺镁会出现心律失常，并影响冠状动脉血流，对有病的心肌更加不利。含镁丰富的食物主要有豆类、豆制品、蘑菇、紫菜、虾米、芝麻酱等。

（3）注意补充维生素 C。维生素 C 有改善血管弹性、防止出血的作用，又可以促进坏死心肌的愈合。含维生素 C 丰富的食物主要是新鲜蔬菜和水果，尤其是猕猴桃、鲜枣、甜椒、青菜、荠菜、草莓、柑橘等。

（4）限制盐的摄入量。钠摄入过多，能增加血管对各种升高血压物质的敏感性，使血压升高。钠还可使血容量增加，直接增加心脏负担。因此，每日摄入盐量应少于 3 克（等同于酱油 15 毫升）。其他含钠多的食物如咸菜、腌腊制品、豆腐乳、豆酱、松花蛋等，以不吃为好。

（5）选择易消化食物，少食多餐。由于心肌梗死患者泵血功能低，导致胃肠黏膜瘀血、功能减弱、食欲不振，消化功能不良，因而应尽量吃半流质饮食，如豆腐脑、酸奶、小米红枣粥、面条、粥及面包等。同时，每餐进食量不宜过多，以免加重心脏负担，加重病情，甚至引起猝死。

（6）少吃或不吃有刺激性的食物。此类食物如辣椒、浓茶、浓咖啡、冷饮等,会给心脏带来额外负担。

心脏肿瘤患者的饮食原则是什么

食物是癌症患者康复的物质基础,重视癌症患者的饮食,提供合理充足的营养,就能增强机体的抵抗力,提高患者对治疗的耐受力,保证治疗计划顺利完成,促进康复。由于许多人缺乏科学的营养学知识,在癌症营养上常出现一些不正确的想法和做法。如担心吃多了或营养丰富后会为肿瘤的生长提供更多的养分,甚至有人还让患者饥饿,想把肿瘤细胞"饿死",这些都是没有科学根据的。相反,许多事实都说明营养不良对患者的治疗和康复极为不利,如患者手术后恢复慢,对放疗和化疗的耐受性差,并导致免疫功能低下,引起感染甚至衰竭恶化,因此对肿瘤患者必须重视食物营养。肿瘤及其各种治疗均可导致营养不良,因此应尽早给予充足的营养,要安排好肿瘤患者的饮食,首先应对其进行营养状态评价,其次应针对患者所处的疾病阶段及治疗措施的不同来确定营养素的质与量、饮食形式及供应途径。评价患者营养状态的简单方法是以体重为指标来判定。一般健康人平时摄入的蛋白质和热量是充足的,因而体重可保持基本稳定。但是,肿瘤患者因肿瘤的消耗及食欲差,造成需要量与热量摄入是否足够的客观指标。体重标准可按年龄、性别、身高来确定。具体饮食原则如下:

（1）供给充足的热量和蛋白质,维持机体氮平衡。应摄取优质蛋白质食物,如牛奶、鸡蛋、鱼类、家禽、豆制品等。还应多食用一些蜂蜜以及含糖丰富的食品,如米、面等,以补充热量。

（2）多食香菇、银耳、黑木耳、蘑菇、黄豆等,以增强机体的免疫功能。

（3）选择具有软坚散法及抗肿瘤的食物,如芥菜、胡萝卜、花生、黄花菜、洋葱,生薏苡仁、甲鱼、海带以及海蜇等。其中胡萝卜含有木质素,能提高巨噬细胞吞噬癌细胞的活力,对抗癌有益。

（4）多进食富含维生素 C 的新鲜蔬菜和水果,如油菜、菠菜、小白菜、番茄、柿子、山楂、鲜枣、猕猴桃等。维生素 C 参与细胞间质的构造,从而保护了细胞间质结构完整,它还可阻断亚硝酸胺和亚硝酰胺产生,从而起到防癌作用。

（5）多食用富含维生素 A 的食物,如胡萝卜、莴笋叶、油菜、动物肝、鱼肝油等。维生素 A 的主要功能是维持上皮组织正常结构,刺激机体免疫系统,调动机体抗癌的积极性。

（6）严禁食用有刺激性的调味品,如胡椒、芥末、烈性酒等。

（7）避免进食熏烤食品及不易消化的食物,同时注意菜肴的色、香、味调配,以促进患者的食欲。

（8）有恶心、呕吐和腹胀等症状时,患者可多吃些以碳水化合物为主的食物,如饼干、面包、馒头、包子等。每日宜少食多餐,吃时要慢,饭后立即躺下休息,因为饭后活动能使消化功能减弱而增加不适。

多吃马铃薯对心脏病患者有哪些好处

马铃薯含糖量高达 15％～25％，超过其他所有蔬菜，并且蛋白质含量也比一般的蔬菜多。因其产热量较高，还可以代替一部分主食。不仅如此，它还含有较多的维生素 C 和钠、钾、铁等，尤以钾含量最为丰富。每 100 克马铃薯中含钾 502 毫克，是少有的高钾蔬菜。因为心脏病特别是心功能不全的患者，均有不同程度的水肿，所以须常服用利尿消肿的药物。但这又极易导致患者体内钾的丧失，多伴有低钾倾向。因此，此类患者常吃马铃薯，既可补充钾，又可补充糖类、蛋白质、矿物质及维生素等，可谓一举数得。

为什么心脏病患者不宜多食菜籽油

现代医学研究表明，菜籽油中含有 40％的芥酸，而芥酸是一种长链脂肪酸，对心血管系统功能有很大危害。人若长期食用菜籽油，血液中每日吸收少许被酶消化了的芥酸后，就会使心血管功能超负荷，更容易诱发"血管壁增厚"及"心肌脂肪沉积"等病变，直接危害身体健康。为此，联合国粮农组织和世界卫生组织已对菜籽油中的芥酸含量作出限量规定，规定菜籽油中芥酸的含量一律不得超过 5％。所以各类人群，特别是心脏病患者，应尽量少吃菜籽油。

冠心病患者宜选择哪些食物

（1）含维生素 E 丰富的食物（如酸奶、鸡蛋清、鱼）及高蛋

心脏病的治疗与调养

白质、低脂肪食物（如猪瘦肉、牛肉）。

（2）含丰富维生素 C、B 族维生素和适量膳食纤维的新鲜蔬菜、水果。

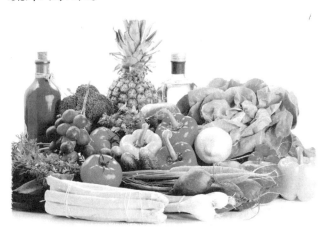

（3）豆类及豆制品。它们既可保证优质蛋白质供给，又能提供必需脂肪酸，避免动物性食品饱和脂肪酸和胆固醇的过多摄入。而且黄豆等还含卵磷脂及无机盐，对防治冠心病有利。

（4）含碘丰富的海产品，如海带、紫菜、海蜇等。

（5）水产鱼类。因其蛋白质优良，易消化吸收，且对血脂有调节作用，与畜肉类食品相比更适合老年人，对防治冠心病有利。

（6）冬瓜、萝卜、蜂蜜、山楂等食品。

冠心病患者不宜常吃哪类食物

（1）脂肪含量高的食物，如动物肝、脑、肾，鱼子，墨斗鱼，松花蛋等含胆固醇高的食物以及肥肉、动物油脂、黄油、奶油等含饱和脂肪酸高的食品。

（2）胆固醇含量高的食物，如动物内脏、猪皮、蟹黄、全脂奶类、腊肉及水产品中的螺类、鱿鱼等。

（3）含糖量高和热量高的食物，如冰淇淋、巧克力、奶油、

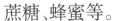

蔗糖、蜂蜜等。

（4）刺激性的食物，如辣椒、胡椒、芥末、白酒、浓茶等。

冠心病患者多吃蔬菜有什么好处

（1）蔬菜含有较高的维生素、矿物质、蛋白质、脂肪、糖和纤维素，这些都是人体所必需的营养物质。另外，蔬菜可帮助人体吸收蛋白质、糖类和脂肪，因为蔬菜可以刺激消化腺的分泌，促进人体对食物的消化与吸收。

（2）蔬菜有助于减肥。蔬菜体积较大，食用后容易使人有饱腹感，并且含有的热量比较少，而且蔬菜中的酒黄石酸还可以阻止糖类转变成脂肪。所以对于较肥胖的冠心病患者而言，食用蔬菜是非常重要的。蔬菜还有较多的维生素，对小肠的蠕动可以起到很好的作用，能促进人体排泄。

（3）蔬菜中所富含的钾是心肌活动不可缺少的物质，而蔬菜中所含的钠很少，使身体不会保存很多的水分，从而减轻了心脏的负担。此外，蔬菜中所含的果胶可以帮助预防自身机体发生动脉粥样硬化，排除胆固醇；所含的大量维生素也可以帮助机体恢复被破坏的胆固醇代谢平衡。

（4）多吃蔬菜还可以增强人体抗癌能力。因为蔬菜中含有大量的粗纤维，可以刺激肠胃蠕动，保持大便畅通，及时排除存在于胃肠道的致癌物质。有些蔬菜如南瓜、豆芽等，还含有一种能分解致癌物质亚硝胺的酶，使亚硝胺失去致癌作用。另外，蔬菜中还有大量的维生素，也具有明显的抗癌作用。

因此，冠心病患者不仅需要必要的药物治疗，还要科学地搭配饮食，而多吃蔬菜就是一个不错的选择。

为什么冠心病患者吃好早餐非常重要

现代医学研究资料证明，不吃早餐者其血液中胆固醇和中性脂肪含量比正常吃早餐者要高33%，甚至比吃高脂肪早餐者还要高，这些人更容易患胆结石和胆囊炎等疾病。另外，早餐时摄入的热量不容易变成脂肪在体内堆积起来，但晚餐积下的热量就很容易变成脂肪，所以要养成吃早餐的好习惯。要注意的一点是，早餐并不是随便吃吃就好。因为如果食物选择不正确，长期下去，同样会影响健康。不健康的早餐包括煎鸡蛋、油饼、油条、汉堡包、甜点、高糖饮料等，常吃这样的早餐会导致肥胖或引起如糖尿病、血胆固醇过高等。

冠心病患者尤其不可不吃早餐，因为清晨血液黏稠度较高，不吃早餐会更增加血液黏稠度，从而易促使心脏病和缺血性脑卒中的发生。患有动脉硬化和冠心病者，经过一夜空腹，血液中血小板的活性增加，血液的黏稠度增高，血流缓慢，冠状动脉血流量减少。因粥样硬化斑块而狭窄的动脉，在血液黏稠度增加、血流缓慢的状态下很容易形成血栓，从而阻塞冠状动脉引起心脏病的发作，或阻塞脑血管引起缺血性脑卒中。而食用早餐后，这种危险就会相对降低。因为这时血液中促进血栓形成的物质已相对减少，血黏度会下降。因此，吃早餐既是营养上的需要，也是预防心脏病发作和缺血性脑卒中的有效措施。

此外，早餐也应以合理、营养、平衡并有利于机体吸收为原则。高质量的早餐应包括谷类、乳类、肉类、蔬果类，如果有其中的三类也可算很不错的早餐了。

冠心病患者的日常主食应选择什么

食物既是人体生命活动的主要物质来源，又可以治病养生。对于冠心病患者来说，日常的饮食调理也是很重要的。研究发现，对冠心病患者有益的主食有以下几种：

燕麦。燕麦富含亚油酸、燕麦胶和可溶性纤维，能降低血清总胆固醇、三酰甘油等物质，能消除沉积在血管壁上的低密度脂蛋白，防治动脉粥样硬化。

玉米。玉米性平、味甘甜，有开胃、利尿、利胆、降压的功效。玉米含有的脂肪中，亚油酸含量高达60％以上，还含有卵磷脂和维生素E等，具有降低血清胆固醇，防治高血压、动脉硬化，防止脑细胞衰退的作用，有助于血管舒张，维持心脏的正常功能。

大豆。大豆性平、味甘甜，有健脾宽胃、润燥消水的功效。富含皂草碱的纤维素和不饱和脂肪酸，具有降低血中胆固醇，防治高脂血症、动脉粥样硬化症和冠心病的作用。

荞麦。荞麦含有芦丁、叶绿素、苦味素、荞麦碱及黄酮物质，具有降血脂、降血压，加强和调节心肌功能，增加冠状动脉的血流量，预防心律失常等作用。

绿豆。绿豆性寒、味甘甜，有清热解毒、利尿消肿及消暑的功效。常食可以降低胆固醇、脂肪，可以减少动脉中粥样斑块，还可用于防治冠心病、高血压以及夏季中暑。

甘薯。甘薯含有丰富的糖类、维生素C和胡萝卜素，能提供大量的黏多糖和胶原物质，可以有效地维持人体动脉血管的弹性，保持关节腔润滑，防止肾脏结缔组织萎缩。经常食用可预防脂肪沉积、动脉硬化等疾病。

心脏病的治疗与调养

花生。花生含有大量的氨基酸和不饱和脂肪酸，经常食用能够防止动脉硬化。

冠心病患者宜常吃哪些肉

冠心病患者也可以吃肉，但应有所选择，最适合冠心病患者食用的肉类有如下几种：

鸡肉。鸡肉的脂肪多是不饱和脂肪酸，是老人和心血管患者最理想的蛋白质食品。鸡肉性平、味甘、咸，具有补益五脏、补精充髓的功效。此外，鸡肉对于水肿、产后乳少、泄泻、消渴、病后虚弱等都有很好的补益功效。

泥鳅。泥鳅含脂肪少，胆固醇含量更低，并且含有一种叫做十六碳烯酸的物质，能抗血管衰老，还具有补脾益胃、祛湿的功效。可用于防治冠心病、高血压、贫血等疾病。

鲫鱼。鲫鱼性平、味甘，具有补脾健胃、通乳利湿的效果。另外，它还是高蛋白、低脂肪的佳品，适宜于高血压病、冠心病、脑血管患者食用。

鲤鱼。鲤鱼含有丰富的不饱和脂肪酸，具有降低胆固醇的作用。因其性平味甘，所以还具有下气通乳、消肿的功效。可用于防治冠心病、高脂血症。

甲鱼。甲鱼的脂肪里含有较多的不饱和脂肪酸，具有减少胆固醇沉积、防止动脉粥样硬化的作用，还可用于防治动脉硬化。另外，甲鱼性平味甘，有益气补虚、补肾健骨、滋阴凉血、软坚散结的功效。

带鱼。带鱼中含有多种不饱和脂肪酸，具有降低血压、胆固醇的作用，还有补虚、暖胃、润肤的功效。

海参。海参是一种高蛋白质、低脂肪,并且不含胆固醇的食物,对防治老年冠心病、动脉硬化症、糖尿病、心绞痛等效果显著。此外,还可以用于补肾养精和缓解阳痿遗精、肠燥便秘、身体虚弱等症状。

兔肉。兔肉含有丰富的卵磷脂,且胆固醇含量较少,因此可用于防治动脉粥样硬化以及冠心病。另外,卵磷脂有抑制体内血小板凝聚的功效,可防止血栓形成。

冠心病患者宜常吃哪些蔬菜水果

宜吃的蔬菜

冠心病患者要多吃蔬菜、水果,这样既有利于防止摄入过多脂肪,又可以补充各种营养元素。多食用以下几种蔬果对冠心病患者就很有好处:

洋葱。洋葱含有能刺激血溶纤维蛋白的活性成分,是目前所知唯一含前列腺素的植物。它具有扩张血管、改善血液循环、降低血压及血糖等作用。据实验,一般冠心病患者每日食用 50 ~ 70 克洋葱,其疗效好于服用降血脂药。

白菜。白菜性微寒、味甘,可用于防治动脉粥样硬化症、心血管疾病、便秘等,还具有除烦解毒、通利肠胃的功效。

胡萝卜。胡萝卜性微温、味甘,能防止动脉硬化及血栓形成,增加冠状动脉血流量,降低血脂,促进肾上腺素的合成。可用于防治冠心病、高血压等病。

茄子。茄子含有丰富的曲克芦丁(维生素 P),能降低胆固醇,防止小血管出血,提高微血管抵抗力,增强毛细血管弹性和促进细胞新陈代谢。可用于防治高血压病、冠心病等心脑血管疾病。

宜吃的水果

苹果。苹果味酸甜,可用来解暑、开胃。苹果中还含有很多种能降血脂、抑制血小板聚集、防止动脉硬化、减少血管栓塞倾向的物质,还能防止因心肌缺血、缺氧而引起的心力衰竭,能软化血管,使血脉畅通。因此,可用来防治冠心病、动脉粥样硬化症、心肌梗死。研究发现,如果老年冠心病患者每天吃一个以上的苹果,能大大降低冠心病致死的危险。

香蕉。香蕉味甘甜,具有清肠、消炎、降压的作用,能防止人体内胆固醇沉积,有效地降低血压,保持动脉畅通。可用来防治冠心病、高血压等疾病。

柑橘。柑橘含有丰富的维生素 C、曲克芦丁(维生素 P),味甘酸,能开胃顺气,生津止渴,还可以起到降血压、血脂,防止胆固醇在体内沉积的作用,它还能对心血管起到很好的保护作用,可用于防治冠心病、高血压等病。

西瓜。西瓜性凉味甜,具有生津止渴、消暑、利尿、降压的效果,可以用来防治冠心病、高血压等疾病。

葡萄。葡萄含有大量的类黄酮,能有效地防止动脉阻塞,可用来防治冠心病、高血压等病。研究表明,平均每天食用含约 30 克类黄酮食品的冠心病患者,使死亡率下降 50%。

冠心病患者药膳调养宜选用哪些食材

药膳“寓医于食”,其将药物作为食物,又将食物赋以药用，使食用者在得到美食享受的同时，滋补身体、治疗疾病，一举两得。常见的适用于冠心病患者的药膳食材有以下几种：

大蒜。大蒜的药用功能主要在于大蒜精油，其中含硫化合物的混合物，对血脂过高症有明显的防治作用，并可减少冠心病的发生和血栓的形成。

马齿苋。马齿苋可用于防治冠心病以及高脂血症，因为它能降低血压、抑制血清胆固醇和三酰甘油的形成，还具有消炎止痛、散血消肿、清热解毒的功效。

仙人掌。仙人掌是一种药食两用的绿色保健食品，对高血压、糖尿病、动脉硬化、肥胖症、高脂血症、冠心病等疾病有非常明显的疗效。

槐花。槐花即槐树的花朵，含有丰富的营养，具有清热泻火、凉血止血、软化血管、改善心肌血液循环、降低血压、治疗痔疮出血、扩张冠状动脉等功效。

山药。山药既营养丰富又能够治疗多种疾病，其所含的皂苷具有抗肝脏脂肪浸润的作用，能防止脂肪肝和胶原病的发生，并能降低血糖。还可以用于防治动脉粥样硬化和冠心病。

桂圆。桂圆具有补气、补血、安神、益脾的功效。可以用来降低血脂、加大冠状动脉的血流量，对冠心病患者大有裨益。

葛根。葛根味辛性凉，既是一种中药，又是营养丰富的蔬菜，可以用来防治高血压、冠心病、动脉粥样硬化、糖尿病等疾病。

海带。海带也叫昆布，含丰富的牛磺酸，可降低血液及胆汁中的胆固醇。它还含食物纤维褐藻酸，也可以抑制胆固醇的吸收，促进其排泄。

薤白。薤白性温，味苦、辛，具有理气宽胸、散结定痛的功效。适宜于冠心病、粥样动脉硬化和心绞痛患者食用。

冠心病患者为什么不可吃人参

不少冠心病患者认为，人参能改善心脏功能，因此不惜重金购买名贵人参进补。其实，这对病情有害无益。

冠心病常见于中老年人，主要病理变化是胆固醇和其他脂质沉积于冠状动脉及其他动脉壁上，引起管腔狭窄、血栓形成甚至闭塞而危及生命。因此，调整脂质代谢，即促使脂肪分解，是治疗动脉硬化的重要措施之一。研究人员发现，人参中含有抗脂肪分解的物质——一种具有蛋白质特征的肽类物质，而人参中的天冬氨酸、精氨酸等氨基酸也都具有抗脂肪分解的特性。实验研究也表明，人参所含抗脂肪分解的物质，能抑制体内脂肪的分解代谢，若长期服用人参，非但不利于动脉硬化的康复，还会使动脉壁上的脂类物质增加，加重动脉硬化的程度。因此，冠心病患者不宜盲目进补人参。

风湿性心脏病患者不宜吃哪些食物

（1）苦寒及辛辣食物。风湿性心脏病患者多属心脾阳气不足，如过食苦寒食品，会损伤人体阳气，加重病情。此外，辣椒、芥末等辛辣食品能使心跳加快，增加心脏负担。且这类食品能导致大便秘结，若排便困难过于用力，可加重心脏负担，甚至发生不测。

（2）烟酒、浓茶和咖啡。香烟燃烧时，可以产生大量的一氧化碳，一氧化碳吸入体内后，可以导致全身血管收缩，并可与血液中的血红蛋白结合，使其输送氧气的功能下降，造成心肌缺血缺氧，对心脏不利。而酒、浓茶、咖啡等兴奋刺激性饮料，可使血压升高，增强神经系统的兴奋性，导致心率加快，甚至诱发心律紊乱，从而加重心脏负担，使心肌瓣膜功能受到损害。

肺源性心脏病患者宜吃哪些食物

中医学认为肺心病患者痰热恋肺，久之易耗伤肺肾阴津，在秋季出现干咳、无痰，或痰黏不易咯出的症状。另外，夏秋之交及秋冬之交，气温变化大，气候冷热无常，老年人如果不小心，很容易导致呼吸道感染，而使肺心病加剧。为了提高免疫力，可常吃以下食物：

梨。梨，味甘、酸，性凉，润肺化痰，生津止渴，可以用于秋季肺燥咳嗽、干咳、无痰或痰少而黏。如果配合冰糖、蜂蜜或加入少许川贝粉蒸服，则功效更明显。

燕窝。燕窝是传统的名贵补品之一，性平味甘，补肺益肾，清补肺阴，可以用于肺结核、慢性支气管炎、肺心病等。服用时可以加冰糖炖熟，也可以配合百合、合欢等益肺阴的药物共服。

银耳。银耳是传统滋补佳品之一，功效与燕窝相似。性平味甘，能润补肺胃，对于肺阳虚之干咳、痰血、虚热、口干、舌红少苔等症，颇有佳效，尤其适用于燥邪干咳之症。可以单味服用，也可以与冰糖、红枣、莲子肉等共同炖服，既是药品，也是可口的点心。

蜂蜜。蜂蜜，味甘性平，补脾滋肠，润肺止咳，可以用于肺阴虚型肺心病患者，尤其在秋季出现干咳、气短、乏力、咽痒、痰血、便秘等症时，可以与梨、大枣、人参、百部、川贝母等配合蜂蜜服用，疗效更佳。一般每日 10~30 克即可。

香蕉。香蕉，味甘性寒，服用后清热润肺，润肠通便，如果肺心病患者由于阴津亏损出现便秘，则尤为适宜。服用方法可以是单味生食，也可以配合冰糖、梨肉等炖服，以每日 1~2 个为宜。

需要指出的是，按季进补仍然不能脱离中医辨证施治的前提。以上诸品，均为性寒滑利之味，如果是脾肾阳虚的患者或有便溏症状者，则无论在何季节，均不宜服用以上诸品，防止寒伤脾阳，加重病情。

肺源性心脏病患者不可过量摄入盐

民间有一种说法："防咳喘，少吃盐。"因而大多数老肺心病患者，即使大量出汗，失水失盐，也不敢吃咸；而有些治疗方案只注意补充葡萄糖或利尿，致使盐分丢失。以上因素，不仅会引起低钠，还会引起低氯、低钾，导致电解质平衡紊乱，低渗血症发生。患者会因出现严重疲乏无力、食欲不振、恶心呕吐，甚至脑细胞水肿而导致意识障碍；长期禁盐还会使患者营养不良，免疫功能下降，使病情进一步恶化。据国内报道，肺心病患者中约 1/3 并发低渗血症。所以，肺心病患者如无明显水肿和心力衰竭，不要过度限盐，每日可摄入盐 6 克左右；因水肿、心力衰竭用利尿剂时，不要连续超过 3 天；补液时，不可只输入葡萄糖，应同时补充生理盐水和氯化钾，及时纠正水、电解质紊乱，并注意加强患者营养，应给患者以富含优质蛋白、维生素、易消化的饮食，以增强患者的抗病能力。

心力衰竭患者宜选择哪些食物

粮食类：大米、面粉、小米、玉米和高粱。

豆类：各种豆类及其制品，如豆浆、豆腐等。

禽、畜肉类：鸡肉、鸭肉（瘦）、猪肉（瘦）、牛肉。

油脂类：植物油为主，少食动物油。

水产类：淡水鱼及部分含钠低的海鱼。

奶、蛋类：牛奶（250 毫升），鸡蛋或鸭蛋（<1 个 / 日）。

蔬菜类：含钠量高者除外的各种蔬菜。

水果：各种新鲜水果。

调味品：醋、糖、胡椒、葱、姜。

饮料：淡茶、淡咖啡。

心力衰竭患者应忌食哪些食物

粮食类制品：各种面包或加碱的机器切面、饼干、油条、油饼及发酵制成的各种点心。

豆类制品：豆腐干和霉豆腐等。

禽、畜肉类：含盐及安息香酸的罐头食品、肠类、腊肉、肉松。

油脂类：奶油。

水产类：咸鱼、熏鱼、罐头鱼及部分含钠量高的海鱼。

奶、蛋类：咸蛋、松花蛋、乳酪等。

蔬菜类：咸菜、酱菜、榨菜及部分含钠量高的蔬菜，如菠菜、卷心菜、芹菜等。

水果制品：葡萄干、含盐及安息香酸的果汁、水果糖等。

调味品：鸡精、盐、酱油、番茄酱等。

饮料：汽水、啤酒等。

具有抗癌作用的蔬菜有哪些

根据国内外科学家不断研究，通过对 40 多种蔬菜的抗癌成分分析，排列出 20 种对癌有显著抑制效应的蔬菜，其顺序是：熟甘薯 98.7%，生甘薯 94.4%，芦笋 93.7%，花椰菜 92.8%，卷心菜 91.4%，菜花 90.8%，欧芹 83.7%，茄子皮 74%，甜椒 55.5%；胡萝卜 46.5%，金花菜 37.6%，荠菜 32.4%，苤蓝 34.7%，芥菜 32.4%，雪里蕻 29.8%，番茄 23.8%，大葱 16.3%，大蒜 15.9%，黄瓜 14.3%，大白菜 7.4%。

实验分析证明，在蔬菜中，熟、生甘薯的抗癌性，高居于蔬菜抗癌之首，超过了人参的抗癌功效。在人们常吃的蔬菜中，番茄所含的番茄红素，是一种抗氧化剂，能够抑制某些致癌的氧自由基。菠菜、芹菜等深绿色的蔬菜，含有丰富的抗氧化剂，且绿色越深，抗癌效果越强。葱、大蒜等虽有刺激性，却含有大量抑制癌细胞生长的化学物质。

哪8类食品被国外专家认为有抗癌功效

（1）番茄——番茄具有其他蔬菜所没有的"番茄红素"，能消灭某些促使癌细胞生成的自由基。

（2）绿色蔬菜——包括菠菜、花茎甘蓝、莴苣等。颜色越浓绿，抗氧化剂含量也就越高，越能防癌、抗癌。

（3）葱、蒜——研究表明，有一种蒜化合物能对癌细胞产生毒性效应，能阻抑癌细胞的生长。

（4）柑橘类水果——含有丰富的胡萝卜素，以及黄烷素等多种天然抗癌物质，对胰腺癌有非常好的效果。

（5）十字花科蔬菜——包括甘蓝、花椰菜、芥菜和萝卜等等。此类菜最好生食或半生半熟食用，以免破坏其中的抗癌化合物。

（6）大豆——含有5种以上的抗癌物质，延缓和抑制癌细胞生长、扩散。

（7）麦麸——可使癌细胞退化、萎缩，对结肠癌有特效。

（8）低脂牛奶——含有钙、B族维生素、维生素A、维生素C、维生素D等具有抗癌性。

各类心脏病患者的饮食调养方案

适合冠心病患者的食谱

调养主食

◈ 鸡蛋炒饭

用料：鸡蛋 1 个，米饭 300 克，葱花 5 克，盐 2 克，植物油 30 毫升。

制法：将鸡蛋打入碗中，搅拌均匀。锅中倒入植物油，加火烧至 70℃，放入切好的葱花，爆出香味后，将鸡蛋液放进锅中炒熟，最后把米饭倒进锅中，均匀翻炒，起锅时撒盐，装盘即可。

功效：益气养血，适宜于慢性胃炎患者、冠心病患者食用。

◈ 玉米饭

用料：玉米粒 100 克。

制法：将玉米粒打碎，加水煮成饭即成。可当主食吃，每天吃 1 顿。

功效：解油化腻。适宜于痰浊盛、肥胖的冠心病患者食用。

◈ **莲子红枣饭**

用料：红枣 5 枚,莲子 20 克,山楂 50 克,冬菇 5 个,大米 300 克,白糖 50 克。

制法：① 将莲子洗净,去芯。将山楂洗净,去核,切片。将红枣洗净,去核。将大米洗净。将冬菇用水浸泡后洗净,去蒂后切丝。

② 将大米置入饭锅中,加入适量清水焖煮,煮至米饭六成熟后,将山楂片、莲子肉、枣肉、冬菇丝和白糖一同撒在米饭上,盖好锅盖,用文火继续焖煮至大米熟透后即可食用。

功效：健脾养胃,益气补心,降压降脂。适宜于动脉粥样硬化、冠心病患者食用。

◈ **荷叶瘦肉饭**

用料：猪瘦肉 200 克,荷叶 4 张,大米 200 克,盐 1 克,酱油 10 毫升,淀粉 10 克,食用油 10 毫升。

制法：① 将大米洗净后,放入盆中,捣碎成米沙备用。将瘦肉洗净,切成厚片,用盐、淀粉、食用油和酱油拌匀。

② 将荷叶洗净后,用剪刀剪成 8 块。随后,将米沙和腌好的瘦肉搅拌均匀,分成 8 等份。将每份肉米包入一张荷叶中,卷成长方形。

③ 将卷好的荷叶卷,逐个置入蒸锅中,蒸 30～40 分钟,即可出锅。

功效:健脾开胃,降脂补心,升清降浊。适宜于中老年冠心病或高脂血症患者食用。

◈ **党参元宵**

用料:党参3克,黑芝麻20克,玫瑰蜜10毫升,面粉20克,糯米400克,熟鸡油20毫升,白糖100克。

制法:① 将糯米淘洗干净后,碾成细粉,并加入清水和成面团备用。将党参洗净,切片,烘干并研成细粉。将面粉入锅,炒至颜色变黄。将黑芝麻入锅,炒香后,研磨成末。

② 将熟鸡油、党参粉、面粉和芝麻粉放在一起搅拌均匀,并揉搓成小球作为元宵馅。将糯米面团切成数份,擀成面皮,并包入馅料,制成元宵。

③ 每次取数个元宵,入沸水煮熟,即可食用。

功效:健脾补气,养心补虚。适宜于冠心病和心脾两虚导致的气短、乏力、心悸、自汗、倦怠等患者食用。

◈ **胡桃红枣糕**

用料:胡桃仁50克,红枣200克,山药100克,慈菇50克,鸡蛋3个,猪网油50克,猪板油50克,黄瓜条30克,香精6克,白糖3克,食用油20毫升。

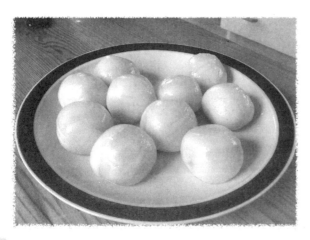

制法:① 将洗干净的红枣放入锅中煮烂,去除枣核,留下枣

肉,晾晒待用。将山药洗净去皮,放入蒸锅中蒸烂,压成泥状。把胡桃仁用油炸至金黄色,捞出,将油控净,待用。

② 取猪板油 100 克,切成小丁,与枣肉一同剁成枣泥。把慈菇、黄瓜条、胡桃仁分别切成小丁。将鸡蛋搅拌成液体,把枣泥和山药泥一同放入盆中,和拌好的鸡蛋液一起搅拌均匀,再放入胡桃丁、慈菇丁、黄瓜丁和香精、白糖搅拌。

③ 把准备好的猪网油铺在碗中,放入搅拌好的泥料,用手铺平,使用网油边盖在泥上,用毛皮纸将碗口封住,放进蒸笼内,用武火蒸 30 分钟。待熟后,将碗扣在盘中,倒出蒸好的枣糕,剥离网油,撒上白糖即可。

功效:养心益肾,适宜于冠心病患者食用。

◈ **酵母馒头**

用料:面粉 500 克,白糖 50 克,鲜酵母 8 克,盐 2 克,植物油 20 毫升。

制法:用温水将鲜酵母溶化,加入白糖、盐,搅拌均匀。取面粉 500 克,倒入盆中,将搅好的酵母放入面粉中,充分搅拌,揉成面团,等待发酵。面团发酵好后,将其制成一个个馒头。将笼屉放入蒸锅中蒸热,将食用油刷在笼屉上,把制成的馒头放在笼屉上,约 10 分钟待其发酵后,用武火蒸 20 分钟左右即可。

功效:解热止渴,养心消食。适宜于冠心病患者食用。

◈ **黄豆窝头**

用料:黄豆面 200 克,玉米面 400 克,小苏打 5 克。

制法:① 将 100 克玉米面放入盆中,用开水搅拌均匀,制成烫面,晾凉,加入剩下的玉米面、黄豆面和小苏打,用冷水搅拌均匀,反复揉搓,直至面团变得光滑、有硬度。

② 取适量面团,做成圆锥形窝头,底部用手指捅出圆洞。把窝头坯放在笼屉上,用沸水蒸半小时左右,熟透后即可食用。

功效:健脾养胃,适宜于动脉硬化患者和冠心病患者食用。

◼ 芝麻小米面饼

用料:小米面400克,芝麻酱60克,芝麻仁6克,香油3毫升,盐2克,姜粉2克,碱面2克,植物油5毫升。

制法:将芝麻仁用文火炒至焦黄,用擀面杖碾成碎末,放入碗中,加入盐2克,搅拌均匀,制成芝麻盐。用冷水搅拌小米面,调成面糊状,备用。将植物油淋在饼铛上,均匀地铺上调好的面糊,用文火煎制。当小米饼呈金黄色时取出,撒上制好的芝麻盐即可食用。

功效:滋阴补血,润肠通便。适宜于冠心病、胃出血、慢性胃炎患者食用。

营养粥

◼ 八宝玉米糊

用料:细玉米面100克,花生米30克,芝麻仁20克,核桃仁20克,大枣、杏仁、果脯各10克,白糖20克,植物油5毫升。

制法:① 将玉米面放在碗中,用温水调成糊状。在锅内加入凉水,在火上煮沸,将搅拌好的玉米面缓慢倒入水中,搅拌均匀,煮成玉米糊状。

② 将炒锅中放入植物油,把花生米炒熟,再放入核桃仁和芝麻仁,用文火翻炒,炒热后盛出,用擀面杖碾碎备用。

③ 将枣和果脯切成碎末,最后和花生、芝麻仁、核桃仁碎粒一起倒入玉米糊中,用文火煮 5 分钟,关火即可食用。

功效:益气补血,滋阴。适宜于高血压、冠心病等心脑血管疾病患者食用。

◈ 山楂粥

用料:山楂 30 ~ 40 克,粳米 60 克,白糖 60 克。

制法:将山楂切碎,加水煮熬至果肉烂熟,加入粳米煮粥,待熟时放入白糖调味即可。每日分 2 次当点心服食,7 ~ 10 日为一个疗程。

功效:健脾胃,消积食,散瘀血。适宜于高血压、冠心病、冠状动脉供血不足、心绞痛、高血脂等患者食用。但慢性脾胃虚弱的患者不宜服食。

◈ 绿豆粥

用料:绿豆适量,北粳米 100 克。

制法:将绿豆洗净,以温水浸泡 2 小时。绿豆与粳米同入砂锅内,加水 1000 毫升,煮至豆烂米开汤稠即可。每日服用 2 ~ 3 次,夏季可当冷饮食用,不必限次数。

功效:清热解毒,解暑止渴,消肿,降脂。可预防动脉硬化,适宜于冠心病、中暑、暑热烦渴、疮毒疔肿、食物中毒等症患者食用。但脾胃虚寒腹泻者不宜食用,且一般不宜冬季食用。

营养菜谱

◈ 炝拌绿豆芽

用料：绿豆芽 300 克，花椒 2 克，香油 5 毫升，盐 2 克，鸡精 1 克。

制法：将绿豆芽用清水洗净，放入沸水焯一下，捞出后过凉。沥干水分，取出绿豆芽，装入盘中。把盐、鸡精撒在盘中的绿豆芽上，调匀。另取 5 毫升香油，放入锅中，武火将油烧热后，放入花椒，把花椒炸糊后关火，将糊花椒粒捞出不用，只用炸好的花椒香油，将其浇在绿豆芽上，搅拌均匀后即可食用。

功效：清热败火，利尿除湿。适宜于冠心病患者及癌症患者食用。

◈ 冰糖木耳

用料：冰糖 5 克，黑木耳 10 克。

制法：将 10 克黑木耳去杂质洗净后，用凉水浸泡 1 小时，装盘。用少量温水将 10 克冰糖溶化后，淋在盘中的黑木耳上，即可食用。

功效：健脾养胃，润燥滑肠，补气益血。适宜于高血压、心脑血管疾病患者及大便燥结、尿血和月经过多者食用。

◈ 炝拌油菜

用料：油菜 400 克，盐 2 克，酱油 5 毫升，白糖 2 克，鸡精 2 克，白胡椒粉 1 克。

制法:将油菜择净,用清水洗净,切成1厘米宽的油菜条,放入盘中,加入盐,搅拌均匀,腌渍15分钟,用冷水冲洗,控干水分,加入酱油、白糖、鸡精、白胡椒粉,调匀后即可食用。

功效:清热解毒,润肠通便,消肿止血。适宜于腹痛、心脑血管疾病及癌症患者食用。

◈ **凉拌芹菜**

用料:芹菜150克,胡萝卜100克,花生米50克,八角、花椒、桂皮、姜片各3克,盐2克,鸡精2克,米醋5毫升,香油3毫升。

制法:① 先用一块纱布将八角、花椒、桂皮、姜片包在一起。在锅中放入清水,待水煮沸,放入花生米、纱布调料包和盐。

② 去掉芹菜的叶和根,择去筋,清洗干净,把芹菜切成3厘米左右的小段待用。将胡萝卜洗净,切成3厘米的小段。

③ 将芹菜段和胡萝卜段一同放入沸水中焯一下,捞出,装盘控干水分备用。半小时后捞出花生米。最后把芹菜、胡萝卜、花生米一起放入盘中,加入盐、米醋、鸡精、香油,搅拌均匀即可。

功效:健胃消食,清热醒脑。适宜于高血压、高血脂、冠心病患者食用。

◈ **小葱拌豆腐**

用料:豆腐100克,小葱80克,姜末5克,盐1克,鸡精2克,香油3毫升。

制法:将小葱洗净,切成1厘米长备用。将豆腐切成

1厘米的小丁,放在沸水中焯一下,沥干水分装盘。把小葱撒在豆腐上,放入姜末、盐、鸡精、香油,搅拌后即可食用。

功效:解毒清热,健胃消食,清肺健脾。适宜于冠心病、呼吸道类疾病患者食用。

◈ 花椒油拌菠菜

用料:菠菜100克,花椒5克,植物油10毫升,盐1克,鸡精2克。

制法:将菠菜去根择净,用冷水清洗干净后,切成3厘米长的菠菜段,放入沸水中焯3分钟左右,装盘盛出,放入盐、鸡精待用。把油倒入炒锅中,油热后放入花椒,把花椒炸糊后,捞出花椒粒不用。把炸好的花椒油淋在菠菜上,与调料搅拌均匀即可食用。

功效:养血止血,润肠通便,防治脑卒中(中风)。适宜于冠心病患者食用。

◈ 浇汁茄条

用料:嫩茄子200克,辣椒油5毫升,酱油3毫升,香油3毫升,糖2克,盐1克,鸡精1克。

制法:将嫩茄子洗净,去蒂,去皮,切成5厘米长的茄条,放入蒸锅中,蒸至熟烂,放入盘中备用。用一个干净的碗,放进辣椒油、酱油、香油、糖、盐、鸡精,搅拌均匀,成汁。将调味汁淋在茄子上,略加搅拌,即可食用。

功效:凉血清热,止血消肿,强心健脾。适宜于心血管疾病患者食用。

◈ 葱炒马铃薯丝

用料：马铃薯 300 克，大葱 30 克，盐 2 克，鸡精 2 克，料酒 3 毫升，花生油 20 毫升，米醋 5 毫升。

制法：将马铃薯洗净，去皮，切成细丝，放在小盆中，加入清水，反复清洗，大约重复 5 次，当马铃薯丝呈白色时捞出，沥干水分，待用。将大葱切成葱丝备用。在炒锅中放入花生油，武火加热，待油烧至六成热时，放入葱丝，将葱炒至焦黄时，捞出不用；放入马铃薯丝迅速翻炒，炒至马铃薯丝变色，加入料酒、盐、鸡精、米醋，翻炒均匀即可出锅食用。

功效：健胃益气，解毒消肿。适宜于冠心病及肠道疾病患者食用。

◈ 番茄菜花

用料：番茄 100 克，菜花 300 克，姜末 3 克，鸡汤 20 毫升，盐 2 克，白糖 3 克，鸡精克，香油 2 毫升，植物油 10 毫升，水淀粉 10 毫升。

制法：① 将新鲜的番茄洗净，切成 2 厘米见方的块状备用。将菜花择洗干净，掰成小块，放在沸水中煮 3 分钟，捞出后沥干水分待用。

② 将炒锅置于武上，放入植物油，油热后放入姜末，待姜末稍变色时，把番茄块倒入锅中翻炒 1～2 分钟，放入焯好的菜花，与番茄一同煸炒。倒入鸡汤、盐、白糖，充分搅拌，用文火烧制 5 分钟左右。

功效：健胃消食，补虚养心。适宜于冠心病、高血压及癌症患者食用。

◉ 醋熘嫩藕

用料：嫩藕 250 克，植物油 20 毫升，清汤 6 毫升，米醋、酱油各 3 毫升，盐 1 克，葱末 3 克，姜末 3 克，花椒油 3 毫升，水淀粉 4 毫升。

制法：① 将新鲜的嫩藕清洗干净，去皮，切成薄片。煮一锅清水，待水煮沸后，将藕片倒入水中，烫 3 分钟，捞出控干水分备用。

② 炒锅中放入植物油，置于武火上，油温至七成时，将葱末和姜末下锅，爆出香味后，马上把米醋、酱油、盐和清汤倒入锅中，加入藕片翻炒，藕片炒至八成熟时，用水淀粉勾芡，滴入花椒油，煸炒片刻即可出锅。

功效：清热凉血，益气养心。适宜于冠心病患者及各种出血症患者食用。

◉ 香菇玉米笋

用料：香菇 20 克，玉米笋 150 克，芹菜 100 克，葱末 3 克，姜末 3 克，鸡精 2 克，盐 1 克，植物油 20 毫升，料酒 3 毫升，酱油 5 毫升。

制法：① 将香菇用清水洗净，切成 2 厘米宽的小段备用。玉米笋切成条状备用。芹菜去除老根和筋，用水清洗干净，滚刀切成与玉米相同的形状。

② 锅中放入油，置于武火上，油稍热时，将葱末、姜末一同倒入锅中爆香，加入准备好的香菇段、玉米笋和芹菜煸炒，放入料酒、酱油、鸡精、盐，翻炒几分钟，使调料均匀，即可出锅。

功效：养心益气，健脾养胃。适宜于冠心病及恶性肿瘤患者食用。

◈ 红油茭白

用料：净茭白 200 克，花生油 8 毫升，番茄酱 20 克，白糖 10 克，白醋 1 克，盐 1 克，鸡精 0.5 克。

制法：将茭白切成滚刀块，洗净。将锅置于火上，倒入花生油，温热时放入番茄酱炒香，酱色转红时倒入茭白块、白糖、盐、清水，焖烧 2 分钟，淋上白醋，加入鸡精，翻锅即可。

功效：补心益气，和肝养胃。适宜于冠心病患者食用。

◈ 青椒炒毛豆

用料：青椒 100 克，豆腐干 50 克，毛豆 50 克，植物油 3 毫升，香油 1 毫升，盐 1 克，白糖 2 克，鸡精 0.5 克。

制法：将青椒择洗干净切丝，豆腐干切成丝，毛豆上火稍煮，捞出待用。锅内注油烧热，投入青椒、毛豆，炒至毛豆将熟，下入豆腐干，加调味料及少量水煸炒几下，淋上香油即可。

功效：健胃消食，解毒散瘀。适宜于冠心病患者食用。

◈ 西葫芦拌虾皮

用料：西葫芦 250 克，虾皮 50 克，香菜 50 克，大蒜 20 克，盐 2 克，鸡精 2 克，花椒油 2 毫升，香油 3 毫升。

制法：① 将西葫芦用清水洗净，削去表皮，切成薄片。煮一锅清水，水煮沸后，放入西葫芦片，焯 3 分钟。取出西葫芦，过凉水，捞出，控干水分，放在盆中备用。

② 将虾皮清洗干净，控干水分，放在装有西葫芦的盆中。

香菜去根,清洗干净,切成香菜末倒入盆中。大蒜捣成泥状。把蒜泥、盐、鸡精、花椒油、香油也倒进盆中,搅拌均匀后即可装盘。

功效:清热解毒,生津止渴。适宜于冠心病患者食用。

◈ **海带豆芽拌鸡丝**

用料:海带 60 克,黄豆芽 200 克,鸡胸脯肉 100 克,花椒 5 克,盐 2 克,鸡精 2 克,植物油 5 毫升。

制法:① 海带浸泡 10 小时,用清水反复冲洗,洗掉杂质,切成细丝,放入盆中。煮一锅清水,水沸后,把海带丝放入沸水中,煮 10 分钟,捞出,过凉,控干水分,放在盆中待用。

② 将黄豆芽择净,用凉水清洗后,同样放入沸水中,焯 2 分钟,捞出过凉,倒入盆中。把鸡胸脯肉放在沸水锅中煮熟,取出后过凉,用手撕成细丝,与海带和豆芽放在一起。

③ 锅置于火上,倒入植物油,油热后放入花椒,花椒炸糊后,取出花椒不用,把花椒油淋在放有海带丝、黄豆芽和鸡丝的盆中,放入盐、鸡精搅拌均匀,即可装盘食用。

功效:养心健脾、温中益气。适宜于冠心病患者食用。

◈ **肉片炒木耳**

用料:猪里脊肉 100 克,黑木耳 50 克,鸡蛋清 1 个,盐 1 克,鸡精 1 克,淀粉 5 克,料酒 4 毫升,水淀粉 4 毫升,植物油 20 毫升。

制法:① 将黑木耳放在清水里浸泡 2 小时,将杂质去除并清洗干净,用手撕成大小均匀的木耳片。将猪里脊肉切成薄片,放在碗中,加入鸡蛋清、少许盐和淀粉,搅拌均匀。

②将锅置于火上,倒入植物油,当油烧至五成热时,把裹有淀粉、鸡蛋清的里脊肉片放入锅中,迅速翻炒2分钟,把备好的木耳片倒入锅中,加入料酒、盐、鸡精煸炒均匀,最后用水淀粉勾芡,即可装盘。

功效:润肠通便,和血养心。适宜于冠心病患者食用。

◈ 苦瓜炒肉丝

用料:苦瓜200克,猪里脊肉50克,盐1克,淀粉3克,白糖3克,鸡精2克,米醋3毫升,料酒4毫升,酱油5毫升,植物油25毫升。

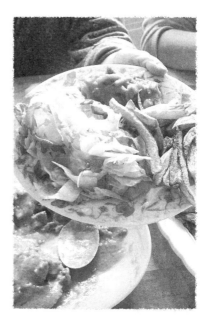

制法:将苦瓜清洗干净,去瓤,切成3厘米长的丝状备用。将猪里脊肉切成与苦瓜丝大小相同的丝状,放入碗中,加入少许盐和淀粉拌匀。将锅置于武火上,放入植物油,将里脊肉丝入锅煸炒,待肉丝八成熟时,把苦瓜丝入锅一起翻炒,加入料酒、盐、白糖、米醋、酱油、鸡精等调料,搅拌均匀后出锅即可。

功效:解毒去热,润燥除湿。适宜于冠心病及高血糖患者食用。

◈ 油菜炒鸡丁

用料:鲜油菜200克,鸡胸脯肉80克,盐2克,鸡精2克,淀粉5克,料酒3毫升,酱油3毫升,植物油25毫升。

制法：将新鲜油菜去根，用清水洗净，切成 2 厘米大小的块状备用。将鸡胸脯肉去筋，切成小块，放入碗中，加入淀粉，将鸡块裹上淀粉备用。将油倒入炒锅中，用武火将植物油烧至五成熟时，将鸡块下锅，迅速煸炒至八成熟，倒入油菜块，加入料酒、盐、鸡精、酱油，翻炒均匀后即可。

功效：益气养心，解毒清热。适宜于冠心病及癌症患者食用。

◈ **番茄炒肉**

用料：番茄 200 克，猪里脊肉 100 克，白糖 3 克，盐 2 克，淀粉 3 克，酱油 5 毫升，料酒 3 毫升，水淀粉 4 毫升，植物油 25 毫升。

制法：将番茄用清水洗净后，削去蒂部，切成小块备用。将猪里脊肉剔去筋，切成片状，裹上淀粉。将油锅置于火上，当油温达到六成热时，放入肉片，煸炒 2 分钟左右，待肉片熟透后，加入番茄、料酒、盐、白糖、酱油，翻炒均匀，用水淀粉勾芡后即可出锅。

功效：养心补气，健胃消食。适宜于冠心病及高血压患者食用。

◈ **芹菜炒牛肉**

用料：芹菜 250 克，牛里脊肉 100 克，葱末 5 克，姜末 5 克，淀粉 5 克，鸡精 2 克，盐 1 克，酱油 15 毫升，料酒 8 毫升，植物油 25 毫升。

制法：① 将芹菜去掉根和叶子，抽掉筋，用水清洗干净，切成 3 厘米长短的条状。将锅置于火上，倒入清水，用武火煮开,倒入切好的芹菜条,焯3分钟,捞出后用清水过凉,控干水分取出。

② 将牛里脊肉去膜洗净,切成薄片,放入空碗中,加入5毫升料酒、10毫升酱油、10毫升淀粉,搅拌均匀后,让牛里脊肉完全浸在调料里腌渍。

③ 将锅中残余清水烧干,倒入植物油,烧至六成热,把牛肉片倒入锅中翻炒,加入葱、姜末,将芹菜条倒入锅中煸炒,倒入酱油、料酒、盐和鸡精,翻炒均匀后装盘即可。

功效:补血养心,润肠通便。适宜于冠心病患者食用。

◈ 葱白爆羊肉

用料:大葱200克,羊腿肉150克,姜末5克,蒜末5克,盐2克,鸡精2克,料酒4毫升,酱油5毫升,米醋3毫升,植物油25毫升。

制法:将大葱除去绿叶,取葱白部分,切成4厘米长的段。将羊腿肉剔去筋和膜,用刀切成薄片。炒锅中放入植物油,用中火烧热,用姜末和蒜末炝锅,放入羊肉煸炒3分钟,当羊肉炒至七成熟时,将葱白放入锅中,炒拌均匀,加入料酒、盐、酱油和鸡精,翻炒均匀,淋上米醋即可。

功效:健脾开胃,养心补气。适宜于冠心病患者食用。

◈ 莴笋熘肉片

用料:莴笋200克,猪里脊肉100克,黑木耳10克,葱末5克,姜末5克,盐4克,淀粉4克,鸡精2克,酱油5毫升,料酒4毫升,清汤10毫升,水淀粉6毫升,植物油25毫升。

制法:① 将莴笋择去叶子,削去皮,用水洗净,斜切成薄片,放入沸水中焯一下,捞出沥干水分。将黑木耳用凉水浸泡1小时,洗干净后,用手撕成小块待用。将猪里脊肉切成薄片,放在一只空碗中,加上1克盐和淀粉抓匀。

②将植物油倒入锅烧至六成热,把猪里脊肉倒入锅中滑熟,放入葱末和姜末炝锅,翻炒2分钟后,加入莴笋片和木耳块,加入料酒、清汤、酱油和盐,待汤汁煮沸后放入鸡精,用水淀粉勾芡,翻炒均匀后装盘即可。

功效:润燥通便,开胃消食。适宜于冠心病患者食用。

◈ 菠菜瘦肉烧蘑菇

用料:菠菜300克,蘑菇150克,猪瘦肉50克,葱丝5克,姜丝5克,蒜片5克,盐2克,鸡精2克,酱油4毫升,米醋3毫升,清汤6毫升,水淀粉6毫升,植物油25毫升。

制法:将菠菜取梗,清洗干净,切成3厘米长的段备用。将蘑菇用手撕成段状,放入沸水中烫一下。将猪肉切成薄片,将油烧热,放入肉片、葱丝、姜丝和蒜片,迅速煸炒,待肉熟后,放进菠菜梗和蘑菇段,加入盐、鸡精、酱油和清汤,改用文火,稍炖片刻,加入米醋,用水淀粉勾芡即可。

功效:降压降脂,补气养心。适宜于冠心病患者食用。

◈ 番茄烧虾仁

用料:番茄100克,虾仁150克,鸡蛋清1个,白糖4克,盐2克,姜末5克,淀粉6克,水淀粉6毫升,香油6毫升,料酒4毫升,清汤6毫升,植物油20毫升。

制法:①将番茄切成小块待用。将虾仁挑去虾线,放在一只空碗中,加入鸡蛋清和淀粉,抓匀呈糊状。

②将锅置于火上，倒入油，加热，把虾仁放入锅中滑熟，捞出。往炒锅中倒入香油，用姜末炝锅，将番茄放入锅中翻炒，加入料酒、白糖、盐和清汤，汤汁煮沸后，把虾仁倒进锅中翻炒，最后用水淀粉勾芡即可。

功效：生津止渴，安神养心。适宜于冠心病患者及高血压患者食用。

◈ **双韭烧鱿鱼**

用料：韭菜 50 克，韭黄 50 克，鱿鱼 150 克，鸡精 2 克，盐 1 克，水淀粉 6 毫升，料酒 4 毫升，清汤 6 毫升，植物油 30 毫升。

制法：① 分别将韭菜和韭黄择洗干净，切成 3 厘米长的段备用。剥去鲜鱿鱼皮上的膜，除去内脏，清洗干净，切成丝，放入沸水锅中煮熟，捞出后控干水分。

②将锅置于火上，倒入植物油，油热后，将韭菜和韭黄一起放入锅中翻炒，再倒入鱿鱼丝，加上料酒、盐和鸡精搅拌均匀；将清汤倒入锅中，用文火煮，待汤汁煮沸后，用水淀粉勾芡即可出锅。

功效：益气补心，滋阴养血。适宜于冠心病及便秘患者食用。

◈ **鲜蘑烧肉片**

用料：鲜蘑菇 200 克，黄瓜 50 克，猪瘦肉 80 克，鸡蛋清 1 个，盐 2 克，鸡精 2 克，淀粉 6 克，料酒 4 毫升，植物油 25 毫升。

制法：将鲜蘑菇清洗干净，用手撕成小片。将黄瓜洗净后切成薄片备用。将猪肉切成薄片，放入碗中，加入淀粉、鸡蛋清和少许盐拌匀。将锅中倒入植物油，当油温烧至六成热时，把肉片倒入锅中煸炒，将蘑菇片和黄瓜片放入锅中一起翻炒，加料酒、盐和鸡精，搅拌均匀后即可出锅。

功效：解毒化痰，开胃理气，养心补血。适宜于冠心病、肺癌及皮肤癌患者食用。

◈ 胡萝卜烧瘦肉

用料：胡萝卜 100 克，猪瘦肉 150 克，豆腐干 50 克，葱末 5 克，姜末 5 克，鸡精 3 克，黄酱 10 克，料酒 4 毫升，酱油 15 毫升，香油 3 毫升，植物油 30 毫升。

制法：① 将胡萝卜、和豆腐干切成小丁备用。将猪瘦肉切成与胡萝卜、豆腐干类似的小丁。

② 将锅置于火上，倒入油，将胡萝卜丁放进油中烹炸，待胡萝卜丁炸透后，捞出控油。将猪肉丁放入油中煸炒，加葱末、姜末和黄酱，均匀翻炒，当肉色变深后，加入料酒、酱油、鸡精，搅拌均匀，放入胡萝卜丁、豆腐干丁略炒，淋上香油即可。

功效：润肺化痰，清热败火。适宜于冠心病及高血压患者食用。

◈ 绿茶蒸鲫鱼

用料：鲫鱼 200 克，绿茶 10 克，葱段 15 克，姜片 15 克。

制法：将鲫鱼保留鱼鳞，去除鳃和内脏，将绿茶填入鲫鱼腹中，装盘。将大葱除去绿叶，选用葱白，切成 4 厘米长的葱段。将鲜姜洗净，切成大片。将葱段和姜片码放在鲫鱼身上和盘子周围。将盘子上锅蒸，待鱼熟透即可食用。

功效：解毒清火，强心提神。适宜于冠心病及高血压患者食用。

◈ **糖拌三丝**

用料:鸭梨2个,山楂糕50克,白菜芯100克,白糖20克,盐1克,米醋5毫升。

制法:①将鸭梨去皮、核,用清水稍加浸泡后,切成细丝。将白菜芯洗净后,切成细丝,用盐搅拌均匀,腌渍片刻后,压干水分备用。将山楂糕切丝备用。

②将锅置于火上,放入白糖、米醋和适量清水,用中火煮沸后,稍加熬煮,晾凉。将备好的鸭梨丝、白菜丝、山楂丝一同码入盘中,淋上晾凉的糖醋汁,搅拌均匀后即可食用。

功效:滋阴清热,润肺生津,养心除烦。适宜于烦热型冠心病、心绞痛,合并有高脂血症、高血压等患者食用。

◈ **蜜汁樱桃脯**

用料:樱桃脯30克,鸭梨2个,青梅30克,白糖50克,蜂蜜30毫升,香油10毫升。

制法:将樱桃脯和青梅洗净,切成碎末。将鸭梨洗净,去皮去核,切成小块,放入沸水中略焯。将锅置于火上,放入香油、白糖、蜂蜜和少量清水,用武火煮沸,倒入鸭梨块,熬煮3~5分钟,捞入盘中。将樱桃、青梅碎末撒在鸭梨上,淋入糖汁,搅拌均匀即可。

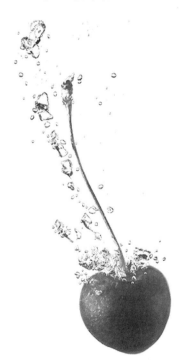

功效：清热降火，滋阴润燥，生津润肺。适宜于慢性肺源性心脏病、热病伤津型冠心病患者食用。

◉ **拔丝苹果**

用料：苹果肉300克，鸡蛋2个，白面粉50克，白糖100克，植物油100毫升。

制法：① 将鸡蛋磕入碗中打散，调入面粉，加入约30毫升清水，搅拌均匀制成蛋糊。将去皮去核的苹果肉切成块，沾上蛋糊备用。

② 将锅置于火上，倒入植物油，用武火将沾蛋糊的苹果块煎炸至熟后捞出，控油。

③ 另取一口锅置于火上，注少许猪油和白糖，不断搅拌、翻炒，待糖汁拉黏后，将炸好的苹果块置入其中，迅速翻炒，直至苹果被糖汁充分包裹即可。

功效：清热解毒，生津养胃，清心安神。适宜于脾胃虚弱型冠心病并伴有食欲不振、恶心、呕吐、失眠、心烦等患者食用。

◉ **什锦西瓜盅**

用料：西瓜1个，鸭梨1个，芒果1个，苹果1个，荔枝8枚，燕窝10克，菠萝100克，杏仁豆腐50克，白糖水100毫升。

制法：① 将西瓜切去1/4部分，挖去瓜瓤，用刀在瓜口上刻出锯齿形花边。将瓜瓤去籽，切成小丁。将燕窝用温水泡发，洗净绒毛，放入清水中熬煮15～20分钟，再放入糖水中熬煮10～15分钟，放凉备用。将鸭梨、菠萝、苹果、芒果分别洗净，去皮和籽，切成菱形小块备用。将荔枝去皮去核，逐个剖成两半。

②将所有备好的材料放入西瓜盅里,淋上熬煮燕窝用的糖水,浸泡片刻即可食用。

功效:清热利水,滋阴补虚,生津润肺。适宜于阴虚津亏型冠心病患者食用。

◈ 陈皮熬山楂

用料:山楂 50 克,陈皮 10 克,红糖 10 克。

制法:将山楂洗净,去核打碎后备用。将陈皮洗净备用。取一砂锅,加入 500 毫升左右的清水,将山楂碎肉、陈皮一同放入锅中煮熬,待汤汁黏稠后,调入红糖,边煮边搅拌,待红糖全部溶化均匀后即可。

功效:祛湿化痰,活血化瘀,健胃消食。适宜于因痰湿困阻导致食欲不振、恶心、呕吐、咽喉肿痛等患者食用。

◈ 西瓜果冻

用料:西瓜 1 个,白糖 50 克,冰糖 100 克,冻粉 25 克。

制法:①将冻粉洗净,泡发,切碎备用。将西瓜表皮洗净后,切成两半,取出瓜瓤放入榨汁机中,榨取西瓜汁 1000 毫升。

②将锅置于火上,倒入少量清水和冻粉,用文火熬煮至冻粉溶化后,调入白糖、冰糖继续熬煮,待冻粉充分化开时,向锅中倒入西瓜汁,用文火熬煮,并轻轻搅拌,待汁液烧沸时关火,倒入容器中,晾凉。

③将晾凉后的容器置入冰箱中,冷冻定型后即可食用。

功效:利水泻火,降暑除烦,滋阴清热。适宜于实热型体质的冠心病患者食用。

◈ **决明子炒茄子**

　　用料：茄子 500 克，决明子 50 克，盐 2 克，葱花 3 克，姜末 3 克，大蒜 3 片，豆油 30 毫升。

　　制法：将决明子放入砂锅中，加入 200 毫升的清水，煎煮至只剩 30 毫升浓汁后离火。将锅置于火上，倒入豆油，烧至八成热时，放入茄子反复翻炒至茄子完全沾油，撒入葱花、姜末、大蒜和决明子浓汁，继续翻炒至茄子熟透后，调入盐，拌匀入味即可。

　　功效：滋阴润燥，清热利水，降压清脂。适宜于冠心病合并高血压、高脂血症患者食用。

◈ **枸杞叶炒二冬**

　　用料：枸杞叶 200 克，冬笋 50 克，冬菇 50 克，盐 1 克，鸡精 1 克，白糖 5 克，植物油 10 毫升。

　　制法：将枸杞叶洗净备用。将用清水泡发的冬菇和冬笋分别洗净，切丝。将锅置于火上，倒入植物油，烧至六成热时，投入冬菇和冬笋丝，稍加翻炒后，放入枸杞叶反复煸炒。将盐、鸡精、白糖撒入锅中，翻炒入味后即可。

　　功效：补血安神，化痰清热，润肺止咳。适宜于冠心病伴有血虚、肺热导致的心悸怔忡、失眠、咳嗽等患者食用。

◈ **西芹百合**

　　用料：西芹 100 克，百合 100 克，葱花 2 克，姜末 2 克，盐 1 克，鸡精 2 克，淀粉 10 克，植物油 10 毫升。

制法：将西芹择根去叶，洗净，用斜刀切法将其切成5厘米长的斜段。将百合洗净，用手撕成小块。将锅置于火上，倒入植物油，烧至六成热时，放入葱花、姜末爆香，随即倒入西芹段、百合片充分翻炒。待西芹、百合熟透后，调入盐、鸡精，翻炒均匀，并用淀粉勾芡，稍加翻炒后即可出锅。

功效：清热滋阴，养心安神，疏肝祛风，凉血活血。适宜于血热、内热型冠心病及心肌梗死、心绞痛等患者食用。

◈ 麦冬炖鸡肉

用料：麦冬10克，鸡肉200克，盐2克，鸡精1克。

制法：将鸡肉洗净，切块。将人参、麦冬洗净备用。取一砂锅，将鸡肉块和适量清水一同倒入锅中，用文火煮10~15分钟，下入麦冬，继续炖煮2~3小时后，调入盐、鸡精，搅拌均匀，稍煮片刻即可。

功效：补益元气，滋阴养血，通络镇静。适宜于气血亏虚型心肌梗死、冠心病等患者食用。

◈ 艾叶炒鸡蛋

用料：艾叶30克，鸡蛋3个，葱花2克，姜末2克，蒜末2克，盐1克，鸡精1克，黄酒5毫升，芝麻油20毫升。

制法：将打匀的鸡蛋加盐，翻炒呈蛋花片状，捞出。将艾叶洗净，入沸水中略焯，捞出，用冷水过凉。将锅置于火上，倒入芝麻油，待油烧热后，投入葱花、姜末、蒜末爆香，放入艾叶，稍炒，调入料酒和蛋花片翻炒。出锅前调入鸡精，炒匀入味即可。

功效：补心养血，温经通络，祛寒止痛。适宜于寒凝血脉型冠心病、心肌梗死、心绞痛等患者食用。

◈ 红花炖猪蹄

用料：红花 10 克，猪蹄 500 克，葱段 3 克，生姜 3 片，盐 1 克，鸡精 1 克，花椒 1 克，八角 1 克，小茴香 1 克，白糖 20 克，料酒 15 毫升，酱油 30 毫升。

制法：将红花装入纱布袋中，扎紧袋口。将猪蹄去毛洗净，入沸水中焯至四成熟时捞出，浸入酱油中。取一砂锅，将猪蹄放入锅中，将红花药袋和全部辅料一同入锅，加足量清水，用武火煮沸，然后改用文火炖 2～3 小时，待猪蹄熟烂后，即可出锅。

功效：理气散结，活血通脉。适宜于气滞、血瘀型冠心病患者食用。

◈ 灵芝猪心

用料：灵芝 10 克，猪心 300 克，卤汁 500 毫升，生姜 3 片，葱段 3 克，盐 1 克，鸡精 1 克，白糖 5 克，芝麻油 10 毫升。

制法：① 将灵芝去杂洗净，切成薄片，入清水锅中以中火煎煮 50 分钟，滤渣取汁；药渣再加清水，中火煎熬 45 分钟，滤取药汁，将两次药汁合并。

② 将猪心剖开洗净，与药汁、姜片、葱段一同入锅，加适量清水，煮至六成熟时捞出。将猪心放入盛有卤汁的锅中，用文火煨炖至猪心熟透。

③ 另起一锅，倒入少量卤汁，撒入盐、白糖、芝麻油和鸡精，用文火熬煮成汁后，均匀淋在猪心上即可。

功效：补血养心，补虚安神。适宜于冠心病伴有体虚、心血亏虚、心烦、易怒、失眠、心悸怔忡等患者食用。

◈ **人参烧羊肉**

用料：人参 5 克，羊腿肉 300 克，葱花 3 克，姜末 3 克，蒜末 3 克，花椒 3 克，盐 2 克，鸡精 1 克，白糖 3 克，胡椒粉 1 克，淀粉 10 克，黄酒 10 毫升，植物油 20 毫升，芝麻油 5 毫升。

制法：① 将人参切片，和适量黄酒、白糖一同放入碗中，入蒸锅蒸约 40 分钟后备用。将羊腿肉洗净、切块，放入沸水中煮沸后，撇去浮沫，加入葱花、姜末、花椒，用文火煮至熟透后捞出。

② 将锅置于火上，倒入植物油，撒入葱花、姜末爆香，放入羊肉块，撒上黄酒，翻炒几下后倒入人参片、盐、鸡精，用淀粉勾芡，撒上胡椒粉、蒜末、芝麻油，翻炒均匀即可。

功效：补益元气，补精益血，生津固涩。适宜于气血亏虚型冠心病、心绞痛等患者食用。

营养汤羹饮

◈ **莲子西洋参汤**

用料：莲子 50 克，西洋参 6 克，砂糖 20 克。

制法：将莲子去芯，洗净备用。将西洋参泡软后，切薄片，烘干，研磨成细粉。将莲子肉、西洋参粉和白砂糖混合，放入大碗中，加适量清水。把大碗放在蒸锅中，蒸 60~90 分钟即可。

功效：补气健脾，补虚安神，生津养胃。适宜于脾虚、气虚型心悸、心力衰竭、冠心病等患者食用。

心脏病的治疗与调养

◈ **川芎马铃薯蛤蜊汤**

用料：川芎 5 克，蛤蜊肉 150 克，马铃薯 50 克，盐 1 克，鸡精 1 克，葱花 2 克，姜末 2 克，料酒 5 毫升。

制法：将川芎洗净后，放入砂锅中，倒入清水，用文火煎煮 10～20 分钟后，去渣留汁。将蛤蜊肉用盐水洗净，备用。将马铃薯去皮洗净，切小块，入锅，加入川芎药汁和适量清水，用中火煮至马铃薯快熟时，投入蛤蜊肉炖煮，待汤再次沸腾后，调入盐、鸡精、葱花、姜末、料酒，拌匀，煮 5 分钟即可。

功效：补益精血，安神养心，活血化瘀。适宜于血瘀、气滞等瘀阻型心绞痛、冠心病等患者食用。

◈ **虾仁汤**

用料：虾仁 100 克，鲜豌豆苗 150 克，鸡蛋清 1 个，鸡精 3 克，盐 2 克，淀粉 5 克，胡椒粉 1 克，鸡汤 700 毫升，料酒 3 毫升，香油 5 毫升。

制法：将新鲜豌豆苗择净，用水清洗后备用。将虾仁挑去虾线，放在洁净碗中，加入淀粉、少许盐、少许鸡精和鸡蛋清，搅拌均匀。锅中倒入鸡汤，再加料酒、盐和鸡精，用武火煮沸后，把裹成糊状的虾仁放入锅中，加入豆苗，轻轻搅拌，撇去浮沫，撒上胡椒粉和香油即可。

功效：健脾养胃，活血化瘀。适宜于冠心病及胃病患者食用。

◈ **白菜火腿鸡肉汤**

用料：大白菜心 200 克，鸡胸肉 80 克，火腿 50 克，盐 2 克，鸡精 2 克，胡椒粉 2 克，鸡汤 600 毫升，植物油 15 毫升。

制法：①将大白菜心洗净后，用手撕成块状，放入沸水中略焯，捞出控干水分。将鸡胸肉在沸水中煮熟，切成薄片。将火腿切成与鸡胸肉相同形状的薄片备用。

②往锅中放入植物油，待油烧至五成熟时，把鸡肉片、火腿片和白菜块放入锅中略炒，加入鸡汤、胡椒粉、盐及鸡精，搅拌均匀，用中火煮10分钟即可。

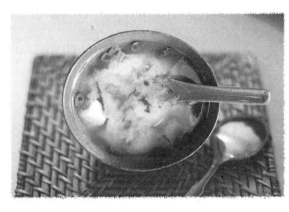

功效：健胃消食，补血益气。适宜于冠心病患者及产后妇女食用。

◈ 菠菜粉丝汤

用料：菠菜200克，粉丝100克，盐2克，鸡精2克，胡椒粉1克，姜末5克，米醋5毫升。

制法：将菠菜择去老根和老叶，用水洗净，切成3厘米长的段。将粉丝浸泡在清水中，直至泡涨、变软，捞出后切段备用。将锅中放入适量清水，加入菠菜和粉丝，稍煮片刻，加入盐、鸡精、胡椒粉和姜末，待汤煮沸后，闭火出锅即可。

功效：养血补心，健脑安神。适宜于冠心病及高血压患者食用。

◈ 双笋鸡蛋汤

用料：莴笋100克，冬笋30克，鸡蛋2个，鸡精2克，盐2克，胡椒粉3克，水淀粉10毫升，鸡汤600毫升。

制法：① 将莴笋择掉老叶和皮，洗净切成小段。将冬笋削去老皮，切成细丝。将鸡蛋打入碗中，打散备用。

② 将锅置于火上，倒入鸡汤，用武火烧沸，将莴笋倒入汤中，汤煮沸后，加入准备好的冬笋丝、胡椒粉、鸡精和盐等，搅拌均匀，用水淀粉稍加勾芡，淋上鸡蛋液即可出锅。

功效：养心安神，滋阴补血。适宜于冠心病患者食用。

◈ **番茄豌豆汤**

用料：番茄 150 克，豌豆 100 克，盐 2 克，鸡精 2 克，白糖 2 克，植物油 15 毫升。

制法：① 将豌豆粒洗净，放在沸水中略焯，捞出后过凉，放在碗中沥干水分备用。将番茄洗净，去蒂，切成小块。

② 将锅置于火上，倒入植物油，待油热后，把番茄块倒入油锅中翻炒片刻，加入清水，用文火煮 5 分钟，将准备好的豌豆、盐、鸡精和白糖倒入锅中，略加搅拌即可。

功效：健胃消食，益气养血。适宜于高血压、冠心病等患者食用。

◈ **南瓜绿豆汤**

用料：南瓜 200 克，绿豆 50 克，盐 2 克，白糖 2 克，鸡精 2 克。

制法：① 将南瓜去皮去瓤，切成薄片，放在碗中，加入适量的盐腌渍 10 分钟，用水清洗干净，捞出控干水分。将绿豆放在清水中浸泡 10 分钟，洗净。

② 往锅中加水，将绿豆倒进锅中煮 20 分钟，放南瓜片、白糖、盐和鸡精，煮 15 分钟即可。

功效：清热解毒，生津止渴。适宜于冠心病及高血压患者食用。

◈ **金针冬笋汤**

用料：金针菇 100 克，冬笋 100 克，绿豆芽 100 克，葱丝 6 克，盐 2 克，鸡精 2 克，植物油 10 毫升。

制法：① 分别将绿豆芽和金针菇去根，清洗干净，控干水分。将冬笋削去老皮，切成细丝。

② 将锅置于火上，加入植物油，待油烧至五成热时，放入葱丝炝锅，加入适量清水，把绿豆芽、金针菇、冬笋放进锅中，用武火煮沸后，加入盐和鸡精，搅拌均匀，用文火再煮 10 分钟即可。

功效：健脑安神，养心补虚。适宜于心脑血管疾病患者食用。

◈ **鲜菇黄瓜汤**

用料：草菇 100 克，黄瓜 100 克，番茄 100 克，盐 2 克，鸡精 2 克，香油 3 毫升，植物油 15 毫升。

制法：①将草菇去根，用清水洗净，放入沸水中略焯，捞出后控干水分备用。将番茄洗净，用沸水略烫，撕去表皮，切成片。将黄瓜洗净切成片。

② 将锅置于火上，放入植物油，待油烧热后，把草菇和番茄倒进锅中翻炒一下，加上适量清水，待水沸后，加入黄瓜片、盐、鸡精和香油即可出锅。

功效：生津止渴，解毒去火。适宜于冠心病患者食用。

◈ **萝卜鲫鱼汤**

用料:青萝卜1个,鲫鱼2条,葱丝3克,姜丝3克,盐2克,鸡精2克,植物油10毫升,料酒5毫升,清汤400毫升。

制法:① 将青萝卜洗净,去除根、皮,切成细丝备用。将鲫鱼去鳞去鳃及内脏,洗净后,放入沸水中略焯,随即捞出,控干水分。

② 将锅置于火上,倒入植物油,待油烧至六成热时,放入葱丝、姜丝爆香,倒入料酒、清汤,放盐和鲫鱼,改用文火炖煮至鱼肉熟透后,撒入萝卜丝,待鱼汤再次煮沸后,调入鸡精即可出锅。

功效:清热解毒,行气消滞,祛痰化湿。适宜于痰湿困阻型冠心病患者食用。

◈ **香蕉百合汤**

用料:香蕉2根,新鲜百合100克,冰糖50克,银耳20克。

制法:① 将银耳用清水浸泡2小时左右,泡发,洗净,撕成小块。将银耳放入碗中,加入500毫升左右的清水,放入蒸锅中蒸30分钟左右备用。将百合洗净,去除老蒂备用。将香蕉去皮,切成小片备用。

② 将蒸好的银耳与香蕉、百合、冰糖一起放入大碗中,加入50毫升左右的清水,入蒸锅中蒸约30分钟即可。

功效:清热除烦,养心安神,滋阴润燥。适宜于冠心病伴有心烦、失眠、便秘、小便赤黄等患者食用。

◈ **水晶橘子**

用料:橘子100克,凉冻粉30克,红樱桃5个,盐、鸡精各适量。

制法：① 将橘子瓣取出，去掉外部白络；将樱桃切成两半。

② 将蒸锅置于武火上，加水 150 克；将冻粉洗净放入锅中，蒸约 35 分钟后取出，加入盐和鸡精调匀备用。

③ 将红樱桃码放在盘子中间，把橘瓣码在樱桃周围，再将调好的汁液缓慢倒入盘中，使其与樱桃、橘子凝固在一起，冷却后即可食用。

功效：祛咳化痰，解毒生津。适宜于冠心病患者食用。

◈ 双笋紫菜汤

用料：莴笋 50 克，冬笋 50 克，干紫菜 20 克，葱花 2 克，姜末 2 克，盐 1 克，鸡精 1 克，酱油 5 毫升，花生油 10 毫升，清汤 600 毫升。

制法：① 将莴笋和冬笋分别洗净，去皮，切成细丝备用。将干紫菜用清水泡发后，洗去杂质，撕成块状。

② 将锅置于火上，倒入花生油，待油烧热后，放入葱花、姜末爆香，随即放入莴笋丝、冬笋丝。

③ 反复翻炒后，倒入清汤，用武火烧开，随即放入紫菜、盐、鸡精，淋入酱油，搅拌均匀，继续熬煮片刻即可出锅。

功效：清热化痰，凉血活血。适宜于血热、血瘀型体质的冠心病患者食用。

◈ 胡萝卜香菜汤

用料：胡萝卜 100 克，香菜 20 克，葱花 2 克，姜末 2 克，盐 1 克，鸡精 1 克，植物油 10 毫升，清汤 600 毫升。

制法：①将胡萝卜去皮，洗净，切成细丝，放入冷水中稍加浸泡后，控干水分。将香菜洗净，切成碎段备用。

②将锅置于火上，倒入植物油，待油烧热后，放入葱花、姜末爆香，随即倒入清汤。待清汤煮沸后，撒入胡萝卜丝和盐，煮至胡萝卜丝熟透后，撒上香菜、鸡精，待汤再次沸腾后，即可出锅。

功效：清热润燥，强心健脾，理气祛风。适宜于冠心病、动脉粥样硬化等患者食用。

◆ 苦荠瘦肉汤

用料：荠菜 100 克，苦瓜 100 克，猪瘦肉 50 克，盐 1 克，鸡精 1 克，料酒 5 毫升。

制法：①将苦瓜去掉两头、籽瓤，洗净，切成小丁。将荠菜清洗干净，切成碎末。将瘦肉洗净，切成薄片。

②取一砂锅，倒入适量清水，再放入瘦肉、盐和料酒。先用武火煮沸，改用文火继续熬煮 5～10 分钟后，投入苦瓜丁和荠菜末。继续熬煮 20～30 分钟，调入鸡精，稍煮片刻，即可出锅。

功效：清热降火，利水消肿，滋阴润燥。适宜于热病伤津、烦渴型冠心病患者食用。

适合风湿性心脏病患者的食谱

营养粥汤饮

◈ 梅花粥

用料：梅花 5 ~ 10 克，粳米 50 ~ 100 克，砂糖 10 ~ 20 克。

制法：将粳米淘洗干净。将梅花洗净。将锅置于火上，将粳米入锅，加适量水煮粥，待粥半熟时，加入梅花、少许砂糖同煮即可。

功效：舒肝理气，健脾开胃，解热毒。适宜于风湿性心脏病肝郁气滞、胸闷疼痛、心悸气短者食用。

◈ 黄精粥

用料：黄精 50 克，粳米 100 克。

制法：将黄精用清水浸泡后捞出，切碎备用。将粳米淘洗干净，与黄精一同放入锅内，加清水，武火烧沸后改用文火煮至粥成。可当做早餐食用。

功效：可强健脾胃，养肺阴，补中益气，降血压，防止动脉粥样硬化及肝脏脂肪浸润。适宜于风湿性心脏病、阴精亏损、心悸怔忡、气短乏力者食用。

◈ 仙人掌桂参粥

用料：仙人掌 50 克，人参 3 ~ 5 克（或党参 15 ~ 30 克），桂枝 6 克，红枣 10 枚，大米 100 克，蜂蜜适量。

制法：将人参（或党参）、桂枝、红枣洗净。将 3 种材料加水同煎，沸后改文火煎成浓汁，分两份，分别与仙人掌、大米煮粥，食时调入蜂蜜。

功效：补益心肾，温阳利水。适宜于久病体虚、心阴不足、损及肾阳所致的风湿性心脏病患者食用。

◈ 莪术猪心饮

用料：莪术 25 克，猪心 1 个，调料适量。

制法：将莪术洗净切片。将莪术片与猪心一同入锅，加适量水煮熟，放入少许调料调味即可。

功效：消瘀行气，开胃化食，解毒止痛。适宜于风湿性心脏病气血不足、瘀血阻滞、胸闷胸痛、心悸不安、气短、睡眠不安患者食用。

◈ 党参泥鳅汤

用料：活泥鳅 100 克，党参 20 克，鸡精、盐、姜、葱花、清汤、植物油适量。

制法：将泥鳅洗净，弃头尾及内脏，加入少许盐及姜腌渍15 分钟。锅内放油烧至七成热，入泥鳅炒至半熟，入清汤，加入党参同炖至熟烂，加入姜末、盐等作料，起锅前再加葱花、鸡精即可。

功效：益气扶阳，健脾利湿。适宜于风湿性心脏病脾虚湿寒、心悸气短、身体困重、大便不实患者食用。

◈ 参归山药猪腰汤

用料：猪腰 1 个，人参、当归各 10 克，山药 30 克，麻油、葱、姜适量。

制法：将猪腰对切，去除筋膜，冲洗干净，在背面用刀划出斜纹，切片备用。将人参、当归放入砂锅中，加清水煮沸10分钟，再加入猪腰、山药，略煮至熟后加麻油、葱、姜，调匀即可。

功效：滋阴补肾，补心安神，补血益气。适宜于风湿性心脏病气血两虚、心悸怔忡、气短懒言、自汗、腰痛患者食用。

◈ 生鱼冬瓜汤

用料：鲜鱼350克，冬瓜500克，葱白7根，大蒜5瓣，鸡精适量。

制法：将鲜鱼去杂，洗净。冬瓜去皮、瓤，洗净，切块。将鱼、冬瓜加葱白、大蒜，用水煎熟，调入鸡精调味即可。

功效：温阳利水。适宜于面色晦暗、咳嗽喘息、面部水肿的风湿性心脏病患者食用。

◈ 桂圆二子汤

用料：桂圆肉30克，枸杞子、桑椹各15克。

制法：将以上用料分别清洗干净。将上述材料一同入锅，加适量水，以中火煎煮30分钟即可。

功效：滋阴养肾，补养气血。适宜于肝肾阴虚型风湿性心脏病患者食用。

◈ 薏米海带鸡蛋汤

用料：海带20克，薏苡仁20克，鸡蛋2个，食油、味精、盐、胡椒粉适量。

制法：将海带洗净切条，薏苡仁洗净，一起放入高压锅内，加水炖至极烂。将铁锅置于武火上，放入食油，将打匀的鸡蛋炒熟，立即将海带连汤倒入，加盐、胡椒粉、味精，炖煮片刻即可。

功效：强心利尿。适宜于风湿性心脏病患者食用。

营养菜谱

◈ 玉竹猪心

用料：玉竹 50 克，猪心 100 克，花椒、葱花、盐、鸡精、白糖、香油适量。

制法：将玉竹洗净、切段，用水稍润，煎煮两次，收取煎液约 1500 毫升。将猪心剖开，洗净，与药液、葱花、花椒同置锅内，煮熟捞起，撇去浮沫。在锅内加适量卤汁，放入盐、白糖、鸡精和香油，熬成浓汁，将其均匀涂在猪心内外。

功效：安神宁心，养阴生津。适宜干风湿性心脏病阴血不足、心律不齐患者食用。

◈ 山药炖腰花

用料：猪腰 500 克，当归 10 克，党参 20 克，酱油、葱、姜、油、盐适量。

制法：将猪腰切开，去网膜、导管，洗净。将锅置于火上，加适量清水，放入猪腰、山药、当归、党参炖熟。将猪腰取出待凉，切成腰花，淋上调料即可。

功效：益气养血。适宜于面色苍白、心悸、气短、汗出、脉细的风湿性心脏病患者食用。

◉ 冬瓜煨三鸟

用料：冬瓜 250 克，红参 5 克，枣仁 30 克，嫩母鸡 1 只，白鸽 1 只，麻雀 1 只，玉竹 15 克，桂圆肉 10 克，远志 10 克，朱砂 0.5 克，姜丝、盐、鸡精、黄酒、酱油各适量。

制法：① 把嫩母鸡、白鸽、麻雀宰杀，去杂，洗净，麻雀装入鸽腹，鸽装入鸡腹，装在大碗中，撒姜丝、黄酒、酱油、盐和鸡精。

② 冬瓜从顶部切下一块当盖，挖出瓜瓤。把红参、枣仁、玉竹、桂圆肉、远志、朱砂装入纱布袋，系口，与鸡、调料一起装进冬瓜内，把瓜盖盖好，用黄泥封严，放在谷壳火堆中，24 小时后取出熟鸡、熟鸽、熟麻雀。

功效：补气养血。适宜于风湿性心脏病患者食用。

◉ 胡萝卜拌鸡蛋

用料：胡萝卜 1 个，鸡蛋 2 个，橘子 2 个，苹果 1 个，蜂蜜适量。

制法：将胡萝卜、苹果、橘子洗净榨汁，混合盛入碗中。将鸡蛋打入汁碗中，搅拌均匀，加适量蜂蜜即可。

功效：健脾消食，下气止咳。适宜于风湿性心脏病患者食用。

◉ 海带炖豆腐

用料：海带 100 克，豆腐 200 克，盐、姜末、葱花、植物油各适量。

制法：① 将海带用温水泡发，洗净切成菱形片。将豆腐切成大块，放入锅内加水煮沸，捞出晾凉，切成小丁。将油倒入炒锅中烧热,放入姜末、葱花煸香,放入豆腐、海带,加水适量,烧沸后改用文火炖约 30 分钟,加盐调味,即可食用。

功效:补中益气,软坚散结,清热利水,降压平喘。适宜于风湿性心脏病、颈淋巴结核、高血压、高血脂等患者食用。

适合肺源性心脏病患者的食谱

营养粥汤饮

◈ **三子养身粥**

用料:苏子 15 克,白芥子 10 克,莱服子 10 克,粳米 50 克。

制法:将三子洗净,放入砂锅,加水,煎煮半小时,滤渣取汁。往汁中加入粳米,熬煮成粥即可食用。

功效:温肺平喘,化痰止咳。适宜于肺源性心脏病患者食用。

◈ **苹果银耳羹**

用料:银耳 10 克,苹果 200 克,白糖、桂花各适量。

制法:将银耳水发,洗净,撕碎。将苹果去核,切薄片。将碎银耳放入砂锅,加水 400 毫升,烧沸,用文火炖至酥烂时,将苹果、白糖、桂花一同放入,煮熟即可。

功效:健脾益胃,养心益气,润肺,除烦。适宜于肺源性心脏病、咳嗽、低热、咯血等患者食用。

◈ 莲子百合瘦肉汤

用料：莲子、百合各 30 克，猪瘦肉 200 克，调料适量。

制法：将莲子去芯，与百合一起洗净。将瘦肉洗净切块，与百合、莲子等一同放入砂锅，加水，以文火炖煮，至瘦肉烂熟，加入调料即可。

功效：益气养阴。适宜于肺心病、肺肾气虚患者食用。

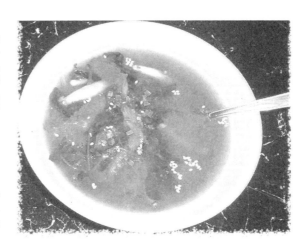

◈ 百合杏仁汤

用料：百合 50 克，杏仁 10 克，白糖适量。

制法：将百合去杂洗净，撕成小片。将杏仁放入清水中浸软，去皮去尖，备用。往锅中加适量清水，放入杏仁煎沸 15 分钟；加入百合，煮 3～5 分钟，调入白糖即可。

功效：润肺止咳，清心安神。适宜于肺心病之咳嗽、气喘、虚烦心悸、失眠多梦等患者食用。

◈ 苏麻姜糖饮

用料：紫苏叶 15 克，麻黄 5 克，生姜 15 克，红糖适量。

制法：将紫苏叶、麻黄分别洗净。将生姜拍裂，与紫苏叶、麻黄一起煎两次，每次用水 300 毫升，煎 20 分钟，将两次汁液混合，去渣留汁于锅中，加入红糖，加热至糖溶即可服用。

功效：除风湿寒热，发汗解表，和中散寒，顺气润肠。适

心脏病的治疗与调养

宜于肺心病伴有发热恶寒、咳嗽气喘、痰多白沫等患者食用。

◉ 党参薏苡仁排骨汤

用料：党参、薏苡仁各 30 克，山药 15 克，排骨 200 克，调料适量。

制法：将排骨洗净切块。将排骨、党参、薏苡仁、山药一起放入砂锅，加水，用文火煎煮至排骨烂熟，加入调料即可。

功效：益肺补肾，健脾祛湿。适宜于肺心病患者食用。

营养菜谱

◉ 银耳鹌鹑蛋

用料：鹌鹑蛋 20 个，银耳 50 克，盐、鸡精、料酒、香油各适量。

制法：将银耳用水泡发，择去硬根洗净，撕成碎片，放入汤碗中，加水上笼蒸透。鹌鹑蛋煮熟去皮。将银耳及汤汁倒入锅中，烧沸后，撇去浮沫，加入盐、鸡精、料酒、鹌鹑蛋，稍煮，淋上香油出锅即成。

功效：养心宁志，健肾固精。适宜于肺源性心脏病患者食用。

◉ 冰糖蒸草莓

用料：草莓 15 枚，冰糖 50 克。

制法：将草莓逐个去叶去蒂，用淡盐水清洗干净，放入大碗中，调入冰糖和少量清水。将大碗放入蒸锅中，隔水蒸 15 ~ 20 分钟后，即可出锅食用。

功效：滋阴润肺，生津清热，止渴防咳。适宜于慢性肺源性心脏病、动脉粥样硬化，或合并有高血压等患者食用。

◈ **冬虫草炖老鸭**

用料：冬虫夏草 15 克，老雄鸭 1 只，调料适量。

制法：将雄鸭宰杀，去毛及内脏，洗净，将虫草塞入鸭腹中。取一砂锅，加入清水，将老鸭（连虫草）放入锅中炖煮，至鸭烂熟时，加入调料即可。

功效：补虚损，益肺肾。适宜于肺源性心脏病患者食用。

◈ **猪肺炖萝卜**

用料：猪肺 1 个，白萝卜 250 克，杏仁 20 克，姜丝、盐、鸡精、麻油各适量。

制法：① 将猪肺挑除血丝气泡，洗净切成小块。将白萝卜洗净切块。将杏仁洗净去皮。

② 将猪肺、白萝卜、杏仁同放于砂锅中，注入清水 600 毫升，加入姜丝，水沸后撇去浮沫，用文火炖至酥烂，调入盐、鸡精，淋上麻油即可食用。

功效：温中补不足，宽胸膈，除寒，镇咳，治喘。适宜于肺心病、肺虚外咳患者食用。

适合心肌炎患者的食谱

营养粥

◈ 参枣桂姜粥

用料：人参 10 克，大枣 5 枚，桂枝、干姜各 6 克，大米 50 克，牛奶、红糖适量。

制法：将人参、大枣、桂枝、干姜分别洗净，入锅，加入清水，煎取汁液。将药汁与大米同煮为稀粥，待熟时加入牛奶、红糖，再煮沸即可食用。

功效：温阳利水。适宜于心肌炎伴心悸气短、反复发作、胸闷而痛者食用。

◈ 猪心小麦粥

用料：猪心 1 个，小麦 30 克，大枣 5 枚，大米 50 克，调料适量。

制法：将猪心洗净，切片备用。将小麦捣碎，大枣去核。将小麦、大枣同大米煮为稀粥，待煮沸后调入猪心片，煮至猪心熟，调味服食。

功效：养心益肾，健脾润肺，利小便。适宜于心肌炎伴有胸闷心悸、神疲健忘患者食用。

营养菜谱

◈ **酸菜鲤鱼**

　　用料：鲜鲤鱼 1000 克，酸菜 200 克，野山椒 20 克，鸡精、姜片、蒜片、盐、胡椒粉、湿淀粉、蛋清、植物油各适量。

　　制法：① 将鲜鲤鱼收拾干净，切成大片，加盐、鸡精、胡椒粉、蛋清拌匀，浇上湿淀粉。将酸菜用清水冲洗一下（以免太咸），改刀切片。

　　② 往锅内倒入植物油，待油烧至八成热后下入野山椒、姜片、蒜片，爆出香味后加入四川酸菜，文火慢炒 1 分钟，倒入清水，加入适量盐、鸡精和胡椒粉，改用武火烧开。将鱼片下入锅中，盖上锅盖，煮沸后改用文火煮 10 分钟，鱼入味即可。

　　功效：开胃消食，利水消肿。适宜于心肌炎患者食用。

◈ **春笋炒肉丝**

　　用料：猪里脊肉 150 克，净春笋 50 克，鸡蛋清 1 个，精制油 250 克，盐、鸡精、料酒、香油、干淀粉、水淀粉、高汤各适量。

　　制法：① 猪里脊肉洗净切丝，放在容器中加冷水浸没至白净，控干水分，放入碗中，加盐、料酒、鸡精、鸡蛋清、干淀粉拌匀待用。春笋煮熟切成同肉丝大小相似的丝。

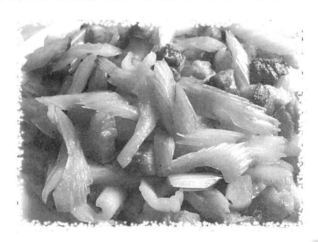

　　② 将锅置于武火上，注油烧至五成

热,放入肉丝煸炒,待肉丝变色,倒入漏勺沥油。将锅重置于火上,注油烧热,倒入春笋丝煸炒,放入料酒、盐及少量高汤,用水淀粉勾芡,倒入肉丝翻炒几下,淋入香油即可出锅。

功效:利水解酒,健胃消食。适宜于心肌炎患者食用。

◈ 蒜蓉冻肘子

用料:猪肘子 1 只,黄瓜 1 根,葱段、姜片、蒜泥、辣椒油、香油、酱油、盐、鸡精、白糖、料酒、花椒、高汤各适量。

制法:① 将猪肘刮洗干净,入锅内煮 30 分钟,捞出控水。黄瓜去皮去瓤,切成片。把酱油、蒜泥、白糖、鸡精、辣椒油和香油调成料汁。

② 将肘皮向下放入碗中,加入葱段、姜片、花椒、盐、料酒、高汤,上屉蒸 3 小时,取出拣去葱段、姜片、花椒,放入冰箱中冷却成冻。

③ 将黄瓜片加入适量盐拌匀,摆在盘底,把猪肘切成相同的片,放于黄瓜上,把料汁淋在肘片上即成。

功效:补虚养血,健脾补肝,滋阴润燥。适宜于病毒性心肌炎患者食用。

◈ 花生兔肉

用料:兔肉 350 克,花生 150 克,姜末、姜汁、蒜蓉、植物油、盐、鸡精、酱油、香油、水淀粉各适量。

制法:① 将兔肉洗净,切成 5 厘米见方的块。花生洗净,入锅中煮熟后捞出,控干水分。

② 将锅置于火上,注油烧热,下入姜末、蒜蓉爆香,放入兔肉煸炒,加入料酒、姜汁和适量的沸水,用盐、鸡精和酱油

调好口味,用火烧至八成熟。锅内加入花生,焖至兔肉熟透时,用水淀粉勾芡,淋入香油即成。

功效:健脾益胃,解毒利便,补中益气。适宜于心肾阴虚型病毒性心肌炎患者食用。

◈ 冬瓜炖鲤鱼

用料:鲤鱼 500 克,冬瓜 400 克,葱段、姜片、盐、鸡精、胡椒粉、香油、花生油各适量。

制法:① 将鱼收拾干净后晾干。将冬瓜去皮、籽,洗净后切成厚片。

② 往锅内倒入花生油,烧至六成热时,下入鲤鱼,煎至鱼身呈金黄色,加入葱段、姜片、冬瓜、盐、料酒和适量的水,炖熟后拣出葱姜,加入鸡精、胡椒粉,浇上香油即可。

功效:利尿消肿,清热化痰,除烦止渴。适宜于心肌炎伴有心肾不足兼有热患者食用。

◈ 上汤明虾片

用料:明虾 200 克,油条 60 克,生菜 50 克,葱末、植物油、盐、料酒、高汤、胡椒各适量。

制法:将明虾去掉沙线,洗净,控干水分,切成薄片。生菜洗净,切成丝。把油条切碎,入油锅内炸酥后捞出,沥油,放入碗中,加入生菜丝、葱末,把明虾片摆在其上。锅内加入料酒、盐、高汤和适量的胡椒粉,待烧沸后,浇在明虾片上,把明虾片烫熟,即可食用。

功效:补肾壮阳,填精通乳。适宜于心肌炎患者食用。

心脏病的治疗与调养

◈ **灵芝归芪蒸鸡**

用料：活鸡1只，灵芝、当归各10克，黄芪20克，三七6克，枸杞子10克，大枣8枚，葱姜等调料、清汤适量。

制法：将活鸡宰杀，去毛和内脏，洗净。将灵芝、当归、黄芪、三七置入鸡腹中，再放上枸杞子、大枣及葱、姜，倒入清汤，上笼蒸至鸡肉熟烂即可。

功效：益气活血，滋阴养心。适宜于病毒性心肌炎恢复期、慢性期及后遗症患者食用。

◈ **香炸山药团**

用料：山药500克，芝麻30克，糯米粉50克，鸡蛋2个，花生油、干淀粉、白糖各适量。

制法：将山药洗净，上笼蒸熟后取出，去皮晾凉。鸡蛋磕入碗中，加干淀粉调成蛋糊。把冷却后的山药用刀侧压成泥，放入碗中加白糖、糯米粉，搅拌均匀后将其捏成蛋黄大小的丸子，裹上蛋糊，滚上芝麻，下到油锅中炸至丸子浮上油面，捞出沥油，装盘即可。

功效：清热解毒，益气养阴。适宜于邪热未清、气阴受损型病毒性心肌炎迁延期患者食用。

◈ **当归羊肉汤**

用料：羊肉400克，当归25克，党参20克，黄芪20克，盐、生姜各适量。

制法：① 羊肉冲洗干净后，切成2.5厘米见方的小块。将当归、党参、黄芪用冷水冲洗后，装入纱布袋中待用。生姜洗净，切成厚片。

② 取砂锅 1 只,加 750 毫升清水,下入药袋、羊肉、鲜姜,用中火慢慢煮沸,撇去浮沫,改用文火慢煨约 2 小时,羊肉酥烂时,加盐调味即可。

功效:活血化瘀,温中补气。适宜于面色少华、神疲乏力、少寐食少心肌炎患者食用。

◈ 丹归芪桂生脉酒

用料:黄芪、麦冬、丹参各 50 克,桂枝、当归各 20 克,西洋参、五味子、炙甘草各 15 克,三七 10 克。

制法:将各种药材捣碎,入 1500 毫升 50 度白酒中,振摇或搅拌,浸泡半个月即可开始饮服。每日饮用 2 次,每次 15 ~ 20 毫升。

功效:扶阳救逆,益气养阴,活血安神。适宜于阴阳两虚,瘀血阻络型病毒性心肌炎慢性期患者食用。

适合心绞痛患者的食谱

营养粥汤

◈ 葛根粉粥

用料:葛根粉 30 克,大米 50 克。

制法:将大米淘洗干净,同葛根粉一起放入砂锅中,加入适量水,用武火烧沸,再改用文火熬煮至烂即可食用。

功效:发表解肌,清热除烦。适宜于心绞痛、冠心病等患者食用。

◈ 山楂粥

用料：山楂干 15 克（鲜山楂 30 克），大米 50 克，白糖适量。

制法：将山楂洗净，放入砂锅，煎取浓汁，弃渣备用。将大米淘洗干净，同山楂浓汁、白糖一起放入砂锅中，加适量水，用武火烧沸，改用文火熬煮至米烂即可。

功效：健脾开胃。适宜于心绞痛、高血压等患者食用。

◈ 桃仁粥

用料：桃仁 10 克，大米 100 克。

制法：将桃仁捣成泥，加水研汁去渣。将大米淘洗干净，与桃仁泥同煮为稀粥即可。每日食用 1 次，7 天为一个疗程。

功效：活血化瘀，润肠通便。适宜于高血压、冠心病、心绞痛等患者食用。

◈ 银杏叶瘦肉面

用料：银杏叶 15 克，猪瘦肉 150 克，绿豆芽 50 克，海带丝 50 克，白面 150 克，盐 1 克，鸡精 1 克，植物油 10 毫升。

制法：① 将白面用清水和成面团后，以常规方法制成手擀面。将银杏叶置入砂锅中，用适量清水煎煮 20～30 分钟，撇去药渣，留取药汁。将猪瘦肉洗净切丝。

② 起锅，倒入植物油，待油锅烧热后，将猪瘦肉、海带丝、绿豆芽一同倒入锅中，翻炒熟后，倒入煎好的银杏叶汁，制成卤汁。将制好的面条用清水煮熟后，盛入碗中，浇上制好的卤汁，即可食用。

功效：活血化瘀，止泻止痛，润肺平喘。适宜于血瘀所导致的心肌梗死、心绞痛,并伴有胸闷、心痛、心悸怔忡、咳嗽、气喘、腹泻等患者食用。

◈ 参耳汤

用料:党参 5 克,银耳 15 克。

制法:将银耳用温水浸泡,发开。将党参切成薄片。将银耳、党参入锅同煮 1 小时左右,待银耳软烂即可食用。每日 1 次,10 次为一个疗程。

功效:益气养阴,强心安神。适宜于气血两虚、年高体弱的冠心病、心绞痛患者食用。

◈ 首乌灵芝汤

用料:首乌 30 克,灵芝 30 克,红糖 10 克。

制法:将以上 3 味同煮 40 分钟后,除去药渣即成。

功效:补益肝肾,养血安神,强心扩冠。适宜于肝肾阴亏、心血不足的冠心病心绞痛患者食用。

营养菜谱

◈ 韭黄鸡肉丝

用料:鸡脯肉 75 克,韭黄 100 克,植物油 5 克,盐 0.5 克,鸡精 0.2 克,花椒油、料酒、面酱、湿淀粉各适量。

制法:将鸡脯肉洗净,去皮去筋切成细丝,备用。将韭黄择洗干净,切成 3 厘米长的段。将炒锅置于火上,放入底油,烧热后下鸡丝翻炒,下姜末、面酱,将鸡肉丝、面酱炒熟,加入料酒、酱油、韭黄,稍炒,加入盐、鸡精,放入少量水,烧沸后勾茨,淋上花椒油即可。

功效:温中开胃,活瘀散血,补肾壮阳。适宜于心绞痛患者食用。

◉ 鲜蘑冬笋

用料:罐装鲜蘑250克,冬笋250克,葱、姜、植物油、盐、鸡精、鸡汤、淀粉各适量。

制法:将鲜蘑入开水中略焯,切成约0.2厘米厚的片状。冬笋洗净,切成约3厘米长、2厘米宽、0.2厘米厚的片。葱、姜切片。把葱、姜、鸡汤、盐、鸡精、淀粉放入碗中制成调味汁。锅内注油烧热,将冬笋入锅煸炒几下,加入鲜蘑,将调味汁倒入,翻炒均匀后即可装盘。

功效:消渴益气,化热消痰,润肠通便。适宜于心绞痛患者食用。

◉ 香菇小油菜

用料:小油菜500克,香菇60克,葱丝、姜末、植物油、香油、盐、鸡精、水淀粉、鲜汤各适量。

制法:将小油菜择洗干净。香菇洗净后用热水泡发,然后挤干水分,切成薄片。锅内注油烧热,下葱丝、姜末爆香,加入油菜和香菇翻炒,加入鲜汤、盐、鸡精烧开,待油菜熟透后捞出装盘,再把香菇捞出放在油菜上。把水淀粉加到汤里勾茨,淋入香油拌匀,将汤汁浇在香菇、油菜上即可。

功效:散血,消肿,明目。适宜于心绞痛患者食用。

◈ 藕丝炒韭菜

用料：鲜藕 200 克，韭菜 25 克，植物油 3 毫升，盐 0.5 克，鸡精 0.2 克。

制法：将藕去外皮，洗净，切成 3 厘米左右的段，再切丝备用。将韭菜择洗干净，切成 3 厘米左右的段。取炒锅一只，放上底油，待油烧至七成热时，加入藕丝煸炒，加少量水，盖上锅盖焖一会儿，再加入韭菜、鸡精，稍炒即可。

功效：清热生津，凉血止血，补虚益气。适宜于心绞痛患者食用。

◈ 白菜软炒虾

用料：大虾 300 克，白菜 100 克，香菜 50 克，葱丝、姜丝、植物油、盐、鸡精、料酒、醋、香油各适量。

制法：将大虾去沙线、须、沙包，洗净，每只一切为二。白菜洗净切成条状。将锅置于武火上，注油烧热，下葱丝、姜丝爆香，加入虾段，用文火煸炒，把虾脑挤出，炒至虾脑有红油溢出。向锅内加入白菜条，用文火煸炒至熟，加

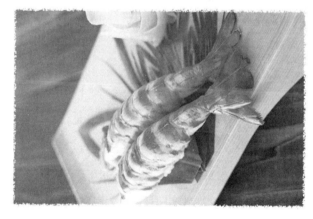

入盐、料酒、醋和鸡精调好口味，加入香菜段，淋入香油即成。

功效：调和肠胃，通利二便，清热解毒。适宜于心绞痛患者食用。

◈ **冬瓜鲢鱼**

用料:鲢鱼腹块 100 克,冬瓜 100 克,盐 0.3 克,鸡精 0.2 克,料酒、葱、姜、蒜、白糖各适量。

制法:取重约 500 克的鲢鱼 1 条,去鳞、鳃及内脏,洗净,取鱼腹肉 100 克备用。将冬瓜去皮、去瓤,洗净切块。将锅置于火上,将鱼块入锅,加入料酒、盐、葱、姜、蒜、白糖和适量清水,用武火烧沸后改用文火煮至鱼肉熟烂,加入冬瓜,炖熟即可。

功效:温中益气,润泽皮肤。适宜于冠心病心绞痛患者食用。

适合心力衰竭患者的食谱

营养粥汤饮

◈ **大枣粥**

用料:大枣 20 个,大米 100 克。

制法:把去核大枣放在水里稍煮。把用水泡后的米和煮熟的大枣入水稍烫。把米磨成面,并用笊篱去掉米渣。把磨好的面放在平锅里,倒入水后,用木勺子边搅边熬。白米粥快熬好时,放上磨好的大枣,边搅拌边熬煮片刻即可。

功效:防癌抗癌,调和气血。适宜于心力衰竭患者食用。

◈ **鲫鱼氽丸子**

用料:鲫鱼 2 条(约 350 克),羊肉 150 克,香菇 25 克,鸡蛋清 1 个,盐、鸡精、胡椒粉、花椒面、葱、姜、水淀粉各适量。

制法:①将鲫鱼收拾干净。葱、姜一半切末,一半切丝。香菇去蒂洗净。将羊肉剁碎,放入葱末、姜末、花椒面、盐、蛋清、水淀粉,调拌均匀,制成丸状,放入锅中氽成肉丸。

②汤锅中倒入鲜汤,烧沸后下入鲫鱼、丸子、香菇、葱丝、姜丝、盐、鸡精,煮开后撇去浮沫,改用文火焖约 5 分钟,放入胡椒粉调味即可。

功效:补虚祛寒,益肾补精。适宜于心力衰竭患者食用

◈ 葡萄汁

用料:紫葡萄 1000 克,白糖 250 克。

制法:把葡萄洗净、剥皮,将果肉榨汁,葡萄皮备用。将葡萄皮放入锅中,加水浸没葡萄皮,将其煮沸,改用文火继续熬煮,直至皮上的紫色褪尽,将皮取出过滤。滤液盛入容器中备用。将葡萄汁和滤液混合煮沸,盛入容器内,待其冷却后,置于冰箱内。可随时饮用。

功效:健脾开胃。适宜于心力衰竭患者食用。

◈ 牛乳橘汁

用料:牛乳 150 克,橘汁 50 克,白糖 25 克。

制法:将小奶锅置于火上,倒入牛乳,烧沸后熄火。待牛乳晾凉后,将橘汁倒入奶锅,加白糖拌匀即可。

功效:润肺止咳,行气止痛。适宜于心力衰竭患者食用。

营养菜谱

◈ 木耳黄花菜

用料：黑木耳 10 克，黄花菜 40 克，葱花、花生油、鸡精、盐、鸡汤、湿淀粉各适量。

制法：将黑木耳入温水中泡发，洗净去掉杂质，撕成小片。黄花菜用冷水泡发，洗净去掉杂质，挤去水分，切成小段。锅内注油烧热，放入葱花爆香，加入木耳、黄花菜煸炒，再加入鸡汤、盐、鸡精烧至黑木耳、黄花菜成熟入味，用湿淀粉勾芡，即可出锅装盘。

功效：利心明目。适宜于心力衰竭患者食用。

◈ 蛋包番茄

用料：番茄 150 克，鸡蛋 3 个，葱头、植物油、黄油、牛奶、盐各适量。

制法：① 将鸡蛋打入碗中，加入牛奶及盐，抽打成蛋糊。番茄洗净，用开水烫一下，去皮切碎。葱头去皮，切成碎末。

② 煎锅内放入黄油烧熔，下入葱末，炒至微黄时加入番茄，炒透，盛出。

③ 煎锅内注油烧热，倒入蛋糊，用手勺转动，使其成圆饼状。待两面煎透，把番茄末、葱末放在蛋饼中间，将蛋饼两端卷起，呈椭圆形，用铲子将其翻面，煎至两面呈黄色且熟透时，即可食用。

功效：养阴凉血，健脾消食。适宜于心力衰竭患者食用。

◈ **糯米鲤鱼**

用料：鲤鱼 1 条（重约 500 克），糯米 50 克，鲜海带 100 克，竹皮少量，盐适量。

制法：将鲤鱼去鳞、鳃及内脏，洗净。将糯米洗净，装入鱼腹，用鲜海带缠好，用竹皮扎紧，入砂锅，加适量水、盐，用文火熬煮至海带成糖稀状即可。

功效：营养心肺，预防心力衰竭。适宜于心力衰竭患者食用。

适合心肌梗死患者的食谱

营养粥汤饮

◈ **糊米粥**

用料：大米 50 克。

制法：将大米淘洗干净，入炒锅中，用文火炒至金黄色。将大米放入锅中，加适量清水，熬煮至烂即可。

功效：吸附毒素。适宜于心肌梗死患者食用。

◈ **柠檬汁**

用料：新鲜柠檬 500 克，白糖 100 克。

制法：将新鲜柠檬洗净，去皮去核，切成小块。将柠檬块放入碗中，调入白糖拌匀，腌渍 24 个小时。将腌透的柠檬放入砂锅中，加入 500 毫升清水，用文火熬煮，至汁液黏稠后关火。待汁液冷却后，调入白糖并拌匀，即可饮用。

功效：生津止渴，消暑泻火，滋阴润燥，增强食欲。适宜于心肌梗死、脑血栓等患者食用。

◈ 果菜蜂蜜饮

用料：苹果 1 个，柠檬 1 个，绿豆 50 克，小白菜 50 克，芹菜 50 克，苦瓜 50 克，柿子椒 50 克，蜂蜜 50 毫升。

制法：① 将小白菜、芹菜择洗干净，去除老叶和根茎。将柿子椒、苦瓜洗净，去蒂，切块。将苹果、柠檬洗净，去皮切块。

② 将所有食物（除绿豆、蜂蜜）一同放入榨汁机中，压榨成果菜汁。将绿豆洗净，用清水浸泡。

③ 将锅置于火上，加入 300 毫升清水，倒入绿豆，煎煮 30 分钟，滤渣取汁。将绿豆汁与果菜汁混合，调入蜂蜜，搅拌均匀即可。

功效：健脾养胃，清热泻火。适宜于心肌梗死、心绞痛等患者食用。

◈ 肉末粥

用料：大米 50 克，瘦肉末 25 克，胡萝卜 50 克，植物油 3 毫升，盐 0.5 克，葱末、姜末、鸡精各适量。

制法：将肉末炒熟。将胡萝卜洗净去皮，切成小丁。将大米淘洗干净。将肉末、大米、胡萝卜丁一起放入锅中，熬煮至米烂，加盐、鸡精调味即可。

功效：消食利咽。适宜于心肌梗死患者食用。

◈ 麦饭石大米饭

用料：麦饭石 50 克，粳米 200 克。

制法：将麦饭石洗净，捣碎成粉末状，装入用双层纱布制成的药袋中，扎紧袋口。将药袋在清水里浸泡30分钟，放入装有600毫升清水的砂锅中，用文火煎煮20~30分钟后，撇去药袋，留取药汁。将粳米淘洗干净，与药汁一同放入饭锅中（若药汁不足，可用适量清水代替），用文火焖煮成米饭，即可食用。

功效：健脾补气，补心强身。适宜于气虚所致的心肌梗死等患者食用。

◈ 紫菜汤

用料：干紫菜5克，黄瓜15克，海米15克，盐、鸡精、酱油、香油各适量。

制法：将紫菜泡发，捞出沥干水分，切成菱形片。黄瓜洗净，切成菱形薄片。海米用温水洗净。将锅置于火上，加适量清水，烧沸后，撇去浮沫，放入黄瓜片、海米、盐、酱油，再下入紫菜，淋上香油，用鸡精调味，即成。

功效：祛毒消火，营养心肌。适宜于心肌梗死患者食用。

营养菜谱

◈ 番茄里脊片

用料：猪里脊肉250克，水发玉兰片50克，番茄酱25克，鸡蛋1个，葱、姜、植物油、盐、鸡精、米醋、白糖、水淀粉、料酒各适量。

制法：①将里脊肉切成厚0.2厘米、长3厘米、宽2厘米的肉片，放入盐、料酒、鸡蛋、淀粉上浆，抓匀。兰片切成厚约

0.2 厘米的片。葱切段,姜切厚片,再用刀略拍一下。将淀粉溶于少量水中。

② 将炒锅置于火上,注油烧热,将肉片放入煸炒,肉片炒至八成熟时盛出。

③ 炒锅洗净重置于火上,注油,放入葱段、姜片煸炒,出香味后即将葱、姜拣出,再用中火把番茄酱放入锅内略炒,放入料酒,加清水 100 毫升,加鸡精、盐、米醋、白糖,开锅后,将肉片、玉兰片一同放入,用文火略炒,用水淀粉把汁收浓即可入盘。

功效:通便明目,防癌抗衰。适宜于心肌梗死患者食用。

◈ 鲜炒木耳

用料:水发木耳 100 克,姜丝 10 克,青椒丝 25 克,植物油 4 毫升,盐 1 克,鸡精 0.2 克,醋、白糖各适量。

制法:将木耳洗净,切丝备用。将炒锅置于武火上,加入植物油烧热,放入姜丝爆香,调入盐、青椒丝、木耳丝,用急火快炒,撒入白糖,淋上醋,翻炒出锅即可。

功效:滋养脾胃,益气强身,舒筋活络。适宜于心肌梗死患者食用。